急诊护理技能与临床实践研究

王晴　陈静　著

中国纺织出版社有限公司

图书在版编目（CIP）数据

急诊护理技能与临床实践研究 / 王晴，陈静著 . -- 北京：中国纺织出版社有限公司，2023.12

ISBN 978-7-5229-1313-1

Ⅰ . ①急… Ⅱ . ①王… ②陈… Ⅲ . ①急诊—护理—研究Ⅳ . ① R472.2

中国国家版本馆 CIP 数据核字 (2024) 第 014978 号

责任编辑：范红梅　　责任校对：高　涵　　责任印制：王艳丽

中国纺织出版社有限公司出版发行

地址：北京市朝阳区百子湾东里 A407 号楼　邮政编码：100124

销售电话：010—67004422　传真：010—87155801

http://www.c-textilep.com

中国纺织出版社天猫旗舰店

官方微博 http://weibo.com/2119887771

三河市宏盛印务有限公司印刷　各地新华书店经销

2023 年 12 月第 1 版第 1 次印刷

开本：787×1092　1/16　印张：11.5

字数：228 千字　定价：98.00 元

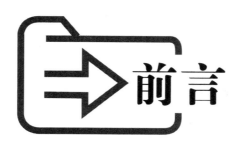 前言

　　急诊科是抢救急、危、重症患者的前哨，是重症患者最集中、突发状况最多的科室，急诊急救水平和技能的高低与患者生命安危息息相关。随着现代医疗技术的快速发展，无论是临床医疗还是急诊护理水平都有了显著提高，医疗配套设施也得到了较大的改善。相较于西方发达国家，我国急诊护理研究起步较晚，但经过二十多年的发展，我国急诊护理研究已初具规模，并随着医疗学科建设的完善，培养了越来越多的高素质急诊护理人才队伍，为急诊医疗护理水平的长足发展奠定了坚实基础，开创了基于现实医疗资源的新型急诊护理模式。

　　随着急诊医学的飞速发展，对急危重症疾病的研究也在不断深入，急救应对能力已成为衡量医护人员工作质量的重要指标。急危重症护理模式也由传统的功能制护理向以患者为中心的整体护理进行转变。这就要求急危重症护理人员不但要具备高超的护理技术，还要建立广博的知识体系；不但要有丰富的临床经验，还要有扎实的理论基础；不但要有严谨的思维方法，还要有科学的思维方式。因此对急危重症护理人员的知识结构、急救意识、急救理论与技术提出了更高的要求。为了进一步促进广大急诊科及相关专业医务人员对急诊科急症与重症的正确认识，提高其临床诊治与护理水平，从而满足广大急诊科及相关专业医务工作者的临床需要，在参阅国内外相关研究进展的基础上，结合笔者的临床经验撰写了本书。

　　本书共分为九章。其中第一章对急诊护理学及院前急救护理进行了论述；第二章对急救护理评估的程序、项目、内容以及急救护理评估方法进行了论述；第三章对急诊重症的监护进行了研究，包括危重症的生命与器官功能监护策略以及生命及脏器功能支持与管理的策略等；第四章对多种急诊常用的急救技术进行了分析，包括人工气道的建立、气道异物清除术、球囊—面罩通气、除颤以及动静脉穿刺置管等；第五章分别对头部、颈部、胸部、腹部的创伤护理技术进行了分析和研究；第六章分别对心搏骤停与心肺脑复苏技术进行了研究；第七章阐述了一些常见急症的发病机制，并分别对其护理技术进行了分析；第

八章对一些急性中毒及护理技术进行了分析；第九章对中暑、淹溺、电击伤、气管异物等意外伤害的护理技术进行了研究和分析。

本书在撰写过程中参考了众多专家学者的研究成果，在此表示诚挚的感谢！由于时间和精力的限制，本书内容可能存在一定疏漏之处，恳请广大读者予以批评指正！

编者

2023 年 6 月

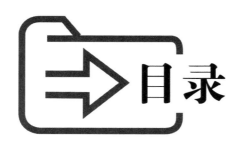目录

第一章 急诊护理学及院前急救护理

随着社会经济的高速发展，不可预测的急危重症、创伤、慢性疾病急性发作和灾难事故的发生日趋增加。随着现代医学对急危重症、创伤和其他急性伤害早期发生机制及其对临床预后影响的认识不断深入，公众对急诊医疗服务（emergency medical service，EMS）的需求逐渐提高，希望在"黄金时间"内抢救生命和得到精神心理救助，控制病情恶化，保护脏器功能，减少病死率和病残率。为适应急救医学的发展和社会的需要，加强急诊护理学的教育尤为重要。

第一节 急诊护理学相关理论研究

一、急诊护理学的形成与发展

（一）现代急诊护理学的产生与发展

近代的急救护理可以追溯到19世纪的南丁格尔（F.Nightingale）时代，1854——1856年，英、俄、土耳其三国在克里米亚发生战争，南丁格尔率领38位护士参加了战场救护工作，使前线英国士兵的死亡率由42%下降到2%，有效的抢救系统及急诊护理技术大大降低了伤病员的死亡率。

20世纪50年代初，小儿麻痹症在北欧爆发，大量患者发生呼吸麻痹情况，早期的呼吸器"铁肺"及相关的特别护理技术使患者的死亡率大幅下降。

20世纪60年代，随着心电图测量仪、除颤仪、呼吸机和血液透析仪的问世，重症监护病房（intensive care unit，ICU）的建立，使相应的护理理论和护理技术水平进一步提高。

20世纪70年代，美国的一些大城市开始组建急救医疗体系（emergency medical

service system，EMSS），通过设立通信控制中心、紧急电话，对医院紧急医疗进行统一调度。美国于 1976 年颁布了急救医疗体系（EMSS）法案，全国共有 304 个紧急救援系统分区，构成了紧急救援系统的一个重要组成部分。目前美国将警察、消防和医疗救援综合形成"9·11"体系，快速有效地处理各种急危重症、意外伤害及重大突发事件。

（二）我国的急诊工作发展概况

20 世纪 50 年代中期，国内一些大中城市建立了规模小、设备简陋的急救站。20 世纪 60 年代初，国内出现了几辆只配有担架的急救车，这些急救车只是运送伤员和患者。《关于加强城市急救工作的意见》是由原卫生部于 1980 年发布的，并在 1983 年又颁布了《医院建设急诊科（室）的方案》。1987 年中华医学会急诊医学专科分会正式成立。20 世纪 90 年代，我国在发展急救机构、成立急救网络、形成 EMSS 等方面逐渐与发达国家接轨，并逐步形成了自己的特色，各城市成立了现代化的急救医疗中心，完善急救网络系统。全国统一急救呼救号码为"120"。进入 21 世纪，我国进一步完善了"急救中心—急诊科 TCU"一体化的急诊医疗服务体系，有效地促进了急危重症护理学的发展。

二、急诊护理学研究的主要内容

急诊护理学研究的内容主要包括以下三个方面：第一，急诊护理学基础理论，包括院前急救、急诊科救护、重症病房监护等。第二，常见急危重症患者的急诊护理。第三，常用救护技术与急救仪器的使用，如气管插管术、呼吸机和除颤仪等的使用。

三、急诊护理学研究的主要范畴

（一）院前急救

院前急救指的是急、危、重症伤病员在进入医院之前的医疗救护过程，具体内容有：现场对医疗救护的呼救、现场救护、途中救护和运送等。要想实现院前急救，首先要做的就是构建一个有效的循环和呼吸系统。在进行院前急救的过程中，必须获得政府和社会各界的重视、支持和协助。特别是在发生重大灾害事故的时候，必须调动全社会的力量，用最少的人力、物力、财力，在最短的时间内，争取最大的抢救效果。

（二）急诊科救护

急诊科救护是院前急救的延续，指急诊科的医护人员随时救治和护理急诊患者。急诊科是急诊、危重病患者的集中地，也是急诊抢救的主要场所。在急诊急救工作中，应建立独立的急救中心，配备齐全的急救设备和高素质的急救队伍。

（三）危重病救护

ICU 是 EMSS 的重要组成部分，是以救治急危重症患者为中心的医疗组织形式。危重病救护是对从急诊或医院相关部门转入的重症监护病房的患者进行监护、治疗和护理的程。

（四）EMSS 的完善

建立并完善高质量、高效率的 EMSS，建立良好的通信网络，始终保持急救通信指挥系统的灵敏有效；配备装备齐全和完好的交通运输工具，以保证救护的速度和质量；具有较高技术水平的专业人员，以提高抢救的成功率。

（五）护理人才的培训和科研工作

为适应社会的需要和急诊医学的发展，应积极开展急诊护理学科的研究工作，促进教学、科研、临床的紧密结合，加快急诊护理人才的培养，促进急诊护理事业的发展。让学生具备规范的急救思维，系统地获得急诊护理学的基本理论、基本知识和基本技能；具备在紧急情况下对患者实施及时、准确的救治和护理的基本能力。

四、急诊处理原则

（一）首先判断患者是否有危及生命的情况

急诊医学着重于对威胁到生命状况的预测和认识，并不注重进行诊断，而是注重对其可能的病理、生理学变化和病情进展的影响，考虑如何预防"不良后果"的发生及对策。

（二）立即稳定危及生命的情况

对危及生命的情况，需要立刻采取直接的措施，而且还需要对那些有可能发展成威胁到生命的状况进行干预。急诊学十分重视严密监测危重病的病情变化，并随时采取有效的急诊处理。

（三）优先处理患者

目前，最重要的急诊问题是强调时间性概念，更加重视对威胁生命状况的优先处理。

（四）去伪存真，全面分析

在紧急情况下，急救医生应该从危重患者的主诉、阳性及阴性体征以及辅助检查的结果中，找到导致危重病症的主要矛盾。但是，切记不能被表面现象和检查的误差所蒙蔽，应头脑清醒，要进行全面分析。

（五）选择辅助检查

要有针对性和时限性。

（六）病情的估计

对病情的估计要实事求是，向患者或家属交代病情应留有余地。

（七）重视急诊中的医疗护理文书工作

急诊的医疗、护理文书具有法律效力，因此记录时间要准确，内容要实事求是。

（八）急诊工作中加强请示报告

急诊工作涉及面广，政策性强，社会舆论对此比较敏感，加强急诊工作请示报告可避免失误，有利于急诊管理。

第二节　急诊护理人员的素质要求

在急救工作中，急诊护士是急救工作中的一支重要力量，在急救、护理、抢救等方面有着举足轻重的作用。他们与患者接触机会最多，是最直接的第一线工作者。因此，急诊护士应具备良好的素质，这直接关系到急诊工作质量。

一、高尚的职业道德

急诊护理人员奋战在临床护理工作的前沿阵地，常常挽救患者于生死一线，肩负着救死扶伤的神圣职责。必须树立忠于职守、爱岗敬业的精神，具有良好的职业道德。一切从患者出发，急患者之所急，想患者之所想，视患者如亲人，解除患者痛苦，尽量满足患者需求。

二、业务娴熟

急诊护理人员应具有扎实的理论基础和丰富的临床经验，对多个医学领域的疾病有一定的认识，对各种急救技术了如指掌，熟悉抢救药物的使用，对抢救仪器及监测设备的性能和使用方法明晰，并能够对常见的问题进行处理，在紧急情况下能够及时、准确、快速地完成所有的护理工作。

三、身心健康

急诊护士应拥有健康的体魄，才能承担紧张、繁重的抢救工作；急诊护理工作充满压力，护理人员还应具有开朗、自信、稳定的个性和良好的心理适应能力，积极调整心态和控制不良情绪，时刻以阳光的心态投入工作。面对复杂多变的状况能快速、准确地制订出最佳抢救护理方案，从而妥善地处理各种问题。

四、风险意识

急诊护士要随时有风险意识、法律意识和证据意识，从而保证医疗护理安全，具有职业防护知识与技巧，防止因职业暴露而导致的职业感染。

五、良好的沟通能力

能有效地与各类患者及其家属、科内人员、相关科室人员等进行良好的沟通是急诊护士必不可少的能力之一。良好的沟通能掌握信息、加强协调、缓解矛盾，这对提高抢救成功率是非常重要的。

六、卓越的团队精神

紧急医疗救援需要团队协作，急诊护理人员要学会合作并善于合作，包括护理队伍内部的合作，与医师以及其他医技辅助人员的合作，有时候还需要与消防、警察甚至社会各界合作。

第三节　院前急救任务要点

院前急救也被称为院前紧急医疗服务，它指的是对遭受各种威胁生命的急症、创伤、中毒、灾难事故等患者，在到达医院之前展开的紧急救护，具体包括现场紧急处理和将患者转运至医院的过程。广义和狭义的院前急救主要区别在于是否有公众参与。

院前急救肩负着争分夺秒挽救生命的责任，是 EMSS 的首要环节，其主要目的是挽救患者的生命和减少伤残，对受伤人员实施及时、有效的救治，使其在最短的时间内保持最基本的生命体征，使其能够被活着送到医院，为后续治疗和改善预后争取时间。

院前急救也是人民群众健康生活的保障，是每个地区应对突发事件和自然灾害的应急防御能力的重要组成部分。

一、院前急救的原则

院前急救的原则是先救命后治病，最大可能地去除病因、减少有害因素，降低病残率和死亡率。

（一）先排险后施救

实施院前救护前先对现场环境进行评估，排险后再施救，避免施救人员和患者再次受伤。如一氧化碳中毒先脱离险区，触电现场先切断电源等。

（二）先复苏后固定

如心跳、呼吸骤停又有骨折的患者，应先心肺复苏，患者心跳呼吸恢复后，再进行骨折固定。

（三）先重伤后轻伤

如有大批伤病员时，应优先抢救危重患者，后抢救轻伤患者。

（四）急救与呼救并重

急救和呼救同时进行，争取急救外援，尤其是有成批伤病员或心跳、呼吸骤停的救治。

（五）先止血后包扎

如创伤合并大出血患者，应立即止血，然后清创、包扎。

（六）先施救后运送

先施救后运送，以免耽误抢救最佳时机。这也是院前急救的原则。

二、院前急救的特点

（一）病情急骤、瞬息万变

重大事故或自然灾害具有不可预知性，病情复杂，如急性消化道大出血患者突然发生窒息、急性心肌梗死患者突然发生心搏骤停等。要求急救人员理论知识、临床经验、技术操作掌握全面。

（二）病种繁多

院前急救病种多样，涉及临床各科，均未经分诊、筛选，需要在短时间内诊断和紧急处理，如急性心肌梗死、张力性气胸、脑出血、小儿高热惊厥、妊娠期高血压病合并癫痫、严重损伤等。要求急救人员业务水平高，专业知识广。

（三）伤员众多、伤情严重而复杂

如机械性损伤、物理性损伤、化学性损伤、生物性损伤等可同时造成多系统、多器官、多部位的损伤；灾难性事故如空难、矿难、塌方、火灾等，往往出现大批伤员，伤情严重复杂。要求急救人员服从命令、听从指挥、团结协作、有条不紊。

（四）突发性强，时间紧迫

例如，急性心肌梗死、猝死、某些急性中毒、大动脉破裂出血、重要器官损伤等情况，这些都是不可预知的，因此，救活一个人的"黄金时间"只有几分钟。这就需要紧急救援人员在第一时间赶到现场，并严格遵守"抢时间即是生命"的基本原则。

（五）流动性强

院前急救服务区域广，可发生在地面、空中、水上、地下，地面也可能发生在家庭、街头、公园、野外、商场、公共卫生间、工作单位等，甚至跨区、跨县，流动性大。要求急救人员风雨无阻，增援抢救患者。

（六）风险性高

院前急救除承担较大的技术风险外，更存在人身伤害风险，如火灾现场、毒气泄漏环境、刑事犯罪现场、冰冻现场等，或抢救精神病患者以及酗酒者等。要求急救人员树立和加强自我保护意识。

（七）急救人员少、任务重

院前急救通常只有一两名医护人员，如创伤大出血患者，既要包扎止血，又要建立静脉通道，还要应对围观者。要求急救人员具备独自工作能力。医护虽有明确分工，更要密切配合，发扬团结协作精神。

（八）急救环境条件差

处理场急救有时在事故现场或运送途中，环境纷乱、黑暗、危险，检查和救治手段远不如院内条件。要求急救人员适应能力强，克服困难，尽力争取在各种恶劣条件下做好急救工作。

（九）社会性强

院前急救工作的范围经常超出了医疗护理的范畴，它要与患者家属、邻居、同事、事件目击者、围观者、警察、记者、犯罪嫌疑人等进行交流。要求急救人员具备良好的心理素质、较强的人际沟通能力与应变能力，做到沉着、冷静、果断。

三、急救中要注意的问题

（1）一切以有利于抢救患者为根本原则。急诊工作比较复杂，条文规章不可能把千变万化的情况完全包括进去。因此，在急诊工作中，既要按制度办事，又要机动灵活。总之，要把一切有利于抢救患者作为根本原则，确保急救、急诊通道畅通。

（2）区分病情轻重，及时治疗。始终把急诊、重症和危重患者的抢救工作放在第一位，克服麻痹和懈怠思想，不得以任何理由延误抢救时机。

（3）切忌诊断与治疗脱节，坚持边检查边抢救。

（4）对病情的估计要实事求是，留有余地。因为急救、急诊病情复杂、变化快，有时难以预料。因此，在告诉患者或者患者家属的时候，"没问题""没危险""不要紧""不

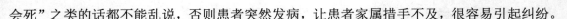

会死"之类的话都不能乱说，否则患者突然发病，让患者家属措手不及，很容易引起纠纷。

（5）重视患者及其家属的主诉，切忌主观、武断、先入为主、自以为是。一般来说，对于患者的病情，本人和家属最清楚。因此，在诊疗过程中应该注意倾听患者和家属的陈述，及时前去查看，仔细检查病情的变化。决不能不耐烦甚至训斥患者和家属，要有爱心，要耐心、细心。

（6）不准在患者或患者家属面前讲病情和议论同行及外院诊疗失误情况。疾病有一个发生、发展和演变的过程，疾病的治疗也有一个过程。对疾病的诊治，医务人员之间有不同意见也是正常的，但是在患者或家属面前讲，有时就会引起麻烦、误解甚至纠纷。更不得为抬高自己而当着患者和家属的面指责同行和外院。

（7）从事急救、急诊工作的医护人员要认真学习，虚心求教，遇到不懂的问题，不会处理或处理没有把握时，一定要及时请示上级医师，切忌不懂装懂，以致误诊、误治、贻误病情，造成难以挽救的后果。

（8）当前各医疗单位要加强对配合急诊科（室）工作的相关科室的急诊意识的教育，如挂号、收费、药房、检验、放射、特检等科室为急诊患者提供快捷、优质的服务。各医疗单位都要制订这些相关科室的服务规范，对外公布，接受监督。

（9）遇有急诊患者携款不足或遭受突发灾害时，要做到"三先一后"，即先检查、先诊断、先治疗抢救、后补办手续交纳钱款；当遇到急诊患者病情危重又无人陪护时，要派专人代办手续，及时诊断、治疗、抢救，对需要手术的患者，院负责人代为签字，敢于负责。

（10）稳定急救队伍，各级卫生部门和各医院的领导要关心爱护从事急救、急诊工作的医护员工。要提高待遇，帮助解决生活中的困难，解除后顾之忧，优先安排外出学习和进修。加强安全保卫工作，要有相应的防范措施，避免他们在从事急救、急诊时受到意外伤害。并对在急救、急诊工作中做出突出成绩的医护员工给予表彰和奖励。

第四节　院前急救护理要点

一、现场急救

（一）安置体位

1. 心搏骤停者

将其置于复苏体位即仰卧位，并置于坚硬的平地上，或在软垫上放置硬木板，解开衣领纽扣与裤带，立即进行心肺复苏。

2. 意识不清者

将其置于恢复体位即侧卧位，以避免分泌物、呕吐物吸入气道引起窒息或舌根后坠引起呼吸道堵塞。

3. 特殊伤病员

根据受伤的性质和部位采取不同的体位。咯血较多时，应采取患侧卧位，防止血液进入健侧的支气管及肺脏；腹部疼痛时，应采取屈膝半卧位，使腹部肌肉松弛；当脚部扭伤、肿胀时，可以将患肢抬高，促进血液循环，减轻淤血和肿胀的情况。

（二）暴露、松解患者衣服

在现场处理猝死、创伤、烧伤等患者时，为了方便抢救和治疗，要适时地脱去衣服、鞋、帽等，要有一定的技巧，避免伤情恶化。

1. 脱上衣

解开衬衫的扣子，尽可能地把衬衫往肩膀上推，把背后的衬衫往上提。先将健侧臂弯曲，然后将肘部、前臂和手从腋下位置抽出。把衣服由脖子后面向对面推，把袖子从另一侧的上臂处提出来。若患者性命攸关，病情危急，或穿了套头式的衣服，在将衣服脱掉时，可将袖子直接用剪子剪开。

2. 脱长裤

身体平躺，松开裤带和裤扣，把裤子从腰间往下推到髋部，双腿要保持平直，不要随便抬起或者弯曲，将长裤拉下脱出。如确知伤患者无下肢骨折，可抬高小腿，将长裤拉下。

3. 脱鞋袜

托起并固定患者踝部，解开鞋带，向下、向前顺脚方向脱下鞋袜。

4. 脱除头盔

如果患者发生了头部外伤，并且戴上了头盔，应该立即把头盔取下来。用力向外拉开安全帽两侧，卸下安全帽，然后将安全帽向上抬起，取下安全帽。动作要平稳，切勿用力过猛，否则会加剧伤口。疑有颈椎损伤时应与医生合作处理。

（三）现场救护技术

1. 维持呼吸系统功能

包括呼吸道通畅、吸氧、吸痰、口对口人工呼吸或面罩—气囊通气、气管插管、呼吸兴奋剂，以及对重度气胸患者行穿刺排气等。

2. 维持循环系统功能

心搏骤停的心肺复苏术、除颤、体外起搏器使用、心电监护、心衰、心肌梗死和心律失常的药物治疗。

3. 维持中枢神经系统功能

对急性脑水肿、急性脑血管意外以及癫痫发作等的急救处理。

4. 建立有效的静脉通道

静脉留置针、静脉穿刺插管和静脉切开。

5. 外伤处理

外伤的包扎、止血、固定、搬运。

二、转运与途中监护

及时、安全转送是提高患者抢救成功率的关键，必须坚持"三个不间断"，即监护不间断、用药不间断、抢救措施不间断，才能使患者安全到达目的地。

（一）合理安置病员体位

通常患者应该采取卧位，有恶心呕吐症状的患者应该采取侧卧位，颅脑外伤昏迷患者应侧躺，胸口外伤和呼吸困难的患者应当采取半卧位。对于肢体受伤或手术后的患者，为了减少肿胀和手术后的出血，应该将双脚适当抬高 15°～ 20°。患有颅脑损伤的患者应该把头垫高。

（二）保障担架转运安全

担架行进途中，患者头部在后，下肢在前，利于病情观察。

（三）保障救护车转运安全

救护车在转弯上下坡和掉头时，应避免摇晃，避免患者情况恶化，造成坠落等。

（四）保障飞机转运安全

要注意患者的保温，保持其呼吸道的湿润，尽量让伤者平躺，让伤者头部对着飞机尾部，避免在飞行过程中造成脑缺血。对于创伤性颅内压力过大的患者，应该先进行头骨减压，然后才能进行空运。脑脊液漏的患者，因为空气中的压力很小，所以需要多层纱布来保护。对于有腹胀的患者，应该在手术后进行胃肠道减压，然后再进行空运。气管插管的气囊内注气量要较地面少，因高空低压会使气囊膨胀造成气管黏膜缺血性坏死。

三、患者的交接

做好抢救、观察、监护等相关医疗文件的记录，做好受伤患者的交接，为后续的治疗和护理提供依据。

四、检查、报告

完成院前急救任务后向急救指挥中心报告，及时检查、更换、补充急救药品，维护急救仪器设备，并对救护车消毒处理。

第二章 急救护理评估分析及应用

护理程序是整体护理的核心，护理评估是实施护理程序的第一步。其用评估技巧从不同的来源获取尽可能多的信息，检查信息的可靠性和准确性，最终做出准确的护理诊断。急救护理评估与救护的优先次序是基于患者伤情的危重程度和生命征象。

第一节 急救护理评估程序

急救护理评估程序包括初级评估和次级评估，初级评估包括从患者、家属、警察、消防员或专业救护人员处获得的信息，初级评估是为了快速准确地决策，发现致命性的问题并加以处理，以维持稳定生命体征为目的进行急救复苏，之后进行详细的再次评估以确定救护方案。

一、初级评估

初级评估在于发现致命性问题并加以处理，具体内容为：A（airway）：呼吸道及颈椎；B（breathing）：呼吸及换气功能；C（circulation）：循环功能（包括出血情况）；D（disability, disorder of consciousness）：神志情况。

（一）呼吸道维护和颈椎保护

1. 检查患者能否说话及发音是否正常

清醒的、能讲话的患者呼吸道通畅，通过与患者沟通也可获得患者主诉、受伤或生病机制、过往相关病史等，但仍须重复评估，并注意发音与年龄是否匹配。不能讲话的患者，检查是否有异物、面部骨折、气管、喉部损伤等原因引起气道阻塞。

2. 评估呼吸道是否通畅及清除气道异物

对可能引起呼吸道堵塞的原因进行排查，如口、鼻、咽、喉部异物，呕吐物、血块、黏痰、牙齿脱落等，将伤者的衣领、腰带打开，将伤者的呼吸道异物取出，对于由于舌头后坠而引起的堵塞，可以马上将舌头拉出来固定，或者使用口咽通气管。

3. 保护颈椎

检查患者有没有头部和颈部的损伤，活动是否受到了限制，有没有妨碍呼吸的情况。当有创伤的患者开启气管时，可以采用托下颌的方法，同时可以用一些器械来保持颈椎的固定，比如颈托等。

（二）呼吸和通气

（1）一旦气道通畅得以建立，就应立即评价患者是否有自主呼吸。

（2）观察换气与氧合状况：注意呼吸的频率、节奏、深浅度等的变化，视诊胸部随着呼吸的移动而上下起伏，看看左右上下是否对称；听诊双侧肺叶的呼吸音有没有明显降低，叩诊肺内有没有气体和血块滞留，触摸胸腔能找出连枷胸的节段，也能找出肋骨骨折的迹象。另外，在体检中，发现捻发音或软组织内有气体可提示气胸、开放性胸部伤口或气管损伤，这些都是导致呼吸困难的原因。快速导致呼吸困难的伤害包括张力性气胸，连枷胸伴肺挫伤、大量血胸和开放性气胸，所有这些损伤应在初级评估中得到确认。呼吸停止者立即进行人工呼吸。

（三）循环功能

1. 判断意识状态

随着血液循环的减少，大脑的血液供应会明显下降，从而引起意识的变化。

2. 观察肤色

皮肤苍白或花斑，此时失血量可能已达全身血量30%以上。

3. 检查脉搏

外周脉搏微弱、快速、减弱均为血液量不足的征兆。对这类患者，必须采用更大口径的静脉输液通道，即所谓的积极复苏。对于进行性的外出血，必须在初步判断时尽快确诊并加以控制，适当采用直接的压迫，尽量避免使用止血夹，以保持输液的有效灌注。在胸部、腹部、骨折和穿刺的肌肉组织中，都可能出现潜在的内出血。判断组织灌注的重要指标就是保持一个正常的血压，尽量不要在出现休克后进行手术治疗，要尽快进行手术止血。对于脊柱、四肢和骨关节的损伤，除了骨盆骨折导致的大量出血或者合并腹内脏器伤要及时进行治疗之外，应该采取暂时的止血和固定措施，等到脑、胸、腹等致命伤经过紧急治疗，情况稳定后，才能进行确定性手术。

（四）神经系统评估

1. 评估患者意识水平

患者是否清醒、对声音有无反应、对疼痛刺激有无反应。

2. 检查瞳孔大小和反射

观察其瞳孔是否等大、等圆，瞳孔对光反射、压眶反射、角膜反射是否存在。

3. 神经系统初查

初查绝不意味着对神经系统损伤应进行全面评估，如果时间允许，应对患者进行格拉斯哥昏迷指数评分（Glasgow coma scale，GCS），昏迷程度以睁眼反应、语言反应、运动反应三者分数总和即为昏迷指数，得到的分数越高，则说明患者的意识状态越好，14 分以上就是正常的，8 分以下是昏迷，3 分以上就是患者可能会出现脑死亡或者是患者的预后状态非常不好。

注意对患者的体温、保暖及排尿量的情况检测：适当的降温，可以减少脑组织的氧耗量，保护血液和脑脊液的屏障，减轻脑水肿情况，减少内源性毒物的释放，降低脑细胞的损伤，加速脑损伤的修复，是目前临床上最主要的治疗手段。颅内的温度应该保持在 $32 \sim 34℃$，全身的体温应该保持在 $35 \sim 37℃$。

二、次级评估

在初级评估完成、患者生命体征稳定后开始次级评估，次级评估也叫从头至脚的评估（head to toe assessment），是由上到下、由外到内的评估，目的是在于发现患者所有的异常或者外伤，评估时需要去除衣物，依次检查以下部位。

（一）头面部

1. 头皮及头部

有无出血、血肿、撕裂伤、挫伤、骨折等。

2. 眼睛

视力、瞳孔大小、对光反射、有无结膜及眼底出血、穿刺伤、晶状体移位，有无因眼眶骨折造成的眼球活动受限。

3. 鼻、耳、口腔

有无出血，有无脑脊液鼻漏、耳漏，有无眼眶周围淤血、耳后乳突区淤血等颅底骨折之征象，牙齿有无松动、脱落及咬合不正。

（二）颈椎及颈部

1. 颈椎

检查颈椎及颈部有无伤口。

2. 颈部

通过视诊、触诊、听诊，判断有无颈椎压痛、气管偏移、喉管骨折、皮下气肿等。

（三）胸部及背部

1. 视诊

观察患者有无伤口、有无开放性气胸及大范围连枷胸、呼吸频率及呼吸深度是否异常，如发生肋骨骨折时，胸式呼吸减弱。胸廓不对称可能提示有连枷胸。

2. 触诊

完整触摸整个胸廓，包括锁骨、肋骨及胸骨，锁骨骨折或肋骨软骨分离，胸骨加压可能会疼痛，如有大量胸腔积液、气胸可出现一侧胸廓扩张度降低、语音震颤减弱或消失。

3. 叩诊

呼吸音降低、叩诊呈高度鼓音提示张力性气胸的可能，须立即作胸部减压处理。

4. 听诊

对于气胸可于前胸部高位听出，而血胸可于后底部听出，心音遥远、脉压减小可能提示心脏压塞，心脏压塞及张力性气胸可出现颈静脉怒张，而低血容量可使颈静脉怒张降低或消失。

（四）腹部

1. 视诊

观察腹部是否对称，有无伤口、淤血、开放性伤口，腹式呼吸减弱或消失常见于急性腹痛、消化性溃疡穿孔所致的急性腹膜炎。

2. 听诊

当发现有大量的肠鸣音出现，并且声音响亮且为高亢的金属音时，提示有可能出现机械性肠梗阻。

3. 叩诊

肝浊音界消失代之以鼓音是急性胃肠道穿孔的重要体征。胆囊区叩击痛是胆囊炎的重要体征。

4. 触诊

腹部有无疼痛，有无反复跳痛，肚脐到右上及连线的中间和外侧 1/3 之间有一个麦氏点，压痛是阑尾炎的一个征象。

（五）会阴、直肠、阴道

1. 会阴

检查是否有挫伤、血肿、撕裂伤及尿道出血，由于骨盆骨折可造成骨盆容量增加，引起难以控制的血液流失并导致致命性的失血，必须及时予以评估并处置。如果发现耻骨、阴唇或阴囊有淤血，则应考虑骨盆骨折。在患者意识清楚的情况下，骨盆环的触压疼痛是骨盆骨折的一个主要症状。对于昏迷患者，采用前后压迫方式，用手轻柔地压解前上棘及耻骨联合，若造成骨盆活动则要考虑骨盆环分离。

2. 直肠

放尿管之前应先作直肠指检，检查肠道管腔内有无血液、有无前列腺损伤、骨盆骨折、直肠壁损伤，以及检查肛门括约肌张力。

3. 阴道

女性患者要检查阴道穹隆有无血液，查看有无阴道撕裂伤，对于所有生育年龄的妇女应行妊娠试验检查。

（六）脊柱、关节、四肢

1. 脊柱

视诊脊柱有无侧突、畸形，有无脊柱活动度异常，脊柱触诊有压痛及叩击痛多见脊椎外伤或骨折。明显的肢体外伤也有可能在 X 线片上并未发现骨折。

2. 关节

检查四肢是否受伤、扭曲、能摸到骨头、有触痛、有异常运动。韧带断裂可引起关节失稳，对肌腱和肌肉的损伤，可使受伤组织的基本运动功能受到影响。

3. 四肢

神经损伤、缺血、筋膜间隔综合征等都会导致患者感觉功能异常、肌肉自动收缩能力下降。手部、腕部、足部等骨折在急诊室再次评估中通常不能被诊断出，只有在患者已经恢复意识以后，或其他主要的伤害已经解决时，患者才能指出这些区域的疼痛。

三、急诊护理评估思维特点

因为急诊患者通常都会面临病情危重、时间紧迫、检查评估能力有限的情况，因此，急诊护理人员需要有一种特殊的急救思维模式和理念，在接诊患者的时候能够准确地把握患者的主要矛盾，找出威胁患者生命的最大问题，将事情的轻重缓急进行区分，才能做到边评估边处置。

（一）急诊护理评估思维具体特点

1. 时效性

时效性是急诊护理评估思维的一个突出特点，尤其是急危重症患者，其对时效性的要求更加凸显。急诊护士常是接触患者的第一个专业人员，应在最短时间内对危及患者生命的症状做出初步评估和正确判断，采取适当的处置和抢救措施，为挽救患者生命争取宝贵的时间，为医师诊治提供有效的信息。

2. 针对性

受时间紧迫和资料不足的限制，大部分急诊患者难以在短时间内获得全部信息。在急诊医疗评估中，应着重强调在急诊中需要处理的主要问题，而非对患者的全部病情进行全面的了解。对于一些特定的患者，如昏迷患者、中毒患者，他们可能不能提供准确的病史。对于一时半会儿找不到病因的患者，可以根据患者的主要症状采取相应的措施，在患者病情稳定之后，可以做进一步的数据采集，以便更好地指导患者的后续治疗和分流。

3. 动态性

急诊患者的病情具有随时变化的特点，随着初步治疗和检查的进行，一些开始未出现或未发觉的情况逐渐出现。此时，应重新进行初级评估以增补和修正既往患者资料，必要时要采取紧急抢救措施。

（二）急诊护理评估实践要求

1. 区分四条界限

即致命与非致命、即死与非即死、器质性与功能性、传染性与非传染性。前三条界限的区分目的是突出急诊的专科急救功能，最后一条界限的区分目的主要在于防止急性传染病的漏诊和传播。

2. 重视生命体征

生命体征虽然只有呼吸、心率、血压、体温四项，但却能直接反映病情的严重性。对于生命体征的异常变化，都应予以重视，并积极处理。对于突发急症的患者来说，其病情不稳定，有潜在生命危险的可能，尽管确诊疾病很重要，但往往在疾病未确诊前，生命体征已出现变化，这时应遵循先救命后治病的原则，一边稳定生命体征，一边协助医师确定诊断，不可错失抢救时机。

3. 合理安排检查顺序

当患者面对多项检查时，应与医师充分沟通，合理确定检查顺序，可基于以下几点综合考虑：①患者最可能的病因有哪些？②哪种疾病最需要首先被诊断，否则将危及生命？③能为患者提供的最方便的检查是什么？

4. 警惕高危疾病

急诊科的主要任务是抢救生命，对于具有致命危险的高危急症，应随时保持高度的警惕性，如中毒、异位妊娠、致命外伤、颅内出血、急性心肌梗死、主动脉夹层、张力性气胸、肺栓塞等。

第二节 常用急救评估项目及内容

一、呼吸系统功能监测

（一）呼吸频率

成年人的呼吸速率一般是 16 ～ 20 次 / 分，新生儿是 40 ～ 45 次 / 分，1 岁以下是 30 ～ 40 次 / 分，2 ～ 3 岁是 25 ～ 30 次 / 分，4 ～ 7 岁是 20 ～ 25 次 / 分，8 ～ 14 岁是 18 ～ 20 次 / 分。在正常情况下，成年男性和儿童的呼吸主要是以膈肌运动为主要特征，从而形成腹式呼吸；而成年女性的呼吸主要是以肋间肌运动为主要特征，从而形成胸式呼吸。

（二）通气功能

潮气量，男性约为 7.8mL/kg，女性约为 6.6mL/kg，每分通气量为 5 ～ 7L/min，正常生理无效腔和潮气量之比参照值为 0.28 ～ 0.36，若大于 0.6 提示通气功能损害严重，需要机械通气支持。用力肺活量（forced vital capacity，FVC）与体重的关系为 30 ～ 70mL/kg，若低于 10mL/kg 表示通气功能不全，需要机械通气支持。

（三）呼吸动力监测

最大吸气压男女分别为 10.39kPa±3.04kPa 和 7.15kPa±2.16kPa，最大呼气压男女分别为 14.5kPa±3.33kPa 和 9.11kPa±1.67kPa。

二、循环系统功能监测

（一）心率

成人是 60 ～ 100 次 / 分，新生儿是 120 ～ 140 次 / 分，1 岁以内是 110 ～ 130 次 / 分，2 ～ 3 岁，是 100 ～ 120 次 / 分，4 ～ 7 岁是 80 ～ 100 次 / 分，8 ～ 14 岁是 70 ～ 90 次 / 分。

（二）血压

成人收缩压为 90 ～ 140mmHg，舒张压为 60 ～ 90mmHg，新生儿收缩压为 70 ～ 80mmHg，1 岁为 70 ～ 80mmHg，2 岁以后收缩压 = 年龄 ×2+80mmHg，收缩压的 2/3 为舒张压。

（三）肺动脉楔压

肺动脉楔压（pulmonary arterial wedge pressure，PAWP）正常值为 0.67 ～ 2.0kPa（5 ～ 15mmHg），心排量正常时，PAWP ＜ 1.1kPa 提示血容量相对不足。

（四）血气分析

在海平面大气压呼吸空气时，动脉血氧分压（PaO_2）正常值为 10.66～13.33kPa（80～100mmHg），PaO_2 < 10.67kPa（80mmHg）为轻度低氧血症，PaO_2 < 8.1kPa（60mmHg）为中度低氧血症，PaO_2 < 5.33kPa（40mmHg）为重度低氧血症。

三、肾功能监测

（一）尿量

正常成人 24 小时尿量为 1000～2000mL，大于 2500mL 称为多尿，小于 400mL 称为少尿，小于 100mL 为无尿，是肾衰竭的诊断依据。

（二）尿色

正常尿色为淡黄色，透明。尿量少、高热，则色深；尿量多则色浅。

肉眼血尿指肉眼能见到尿中有血色或血块，见于肾结核、肾肿瘤、泌尿系统结石、急性肾小球肾炎、肾盂肾炎及出血性疾病等。尿内含有血红蛋白为血红蛋白尿，轻者尿为浓茶色，重者为酱油色。离心尿沉渣每高倍视野白细胞超过 5 个为脓尿，静置后有白色云絮状沉淀，见于泌尿系感染。

（三）蛋白尿

正常人每日尿蛋白量为 40～80mg，尿蛋白量 < 1.0g/d 为轻度蛋白尿，1.0～3.5g/d 为中度蛋白尿，大于 3.5g/d 为重度蛋白尿。

（四）糖尿

正常人尿内存在微量葡萄糖，定性试验为阴性，如血糖过高，糖从肾滤出增加，超过肾小管重吸收能力（300mg/min）可发生葡萄糖尿，定性尿糖检测为阳性。

（五）肾小球滤过率

血肌酐清除率（creatinine clearance rate，Ccr）成人正常值为 80～120mL/min，正常肾小球滤过率（glomerular filtration rate，GFR）为 100mL/min±20mL/min。

（六）肾小管重吸收功能

尿量减少而尿钠 ≤ 420mmol/L 时少尿多半为肾前性因素所致，尿量减少且尿钠浓度 ≥ 40mmol/L 提示肾小管损害，重吸收功能障碍。

（七）肾浓缩与重吸收水能力

正常人 24 小时尿比重为 1.015～1.025，是判断肾功能最简便的方法。24 小时尿量为 1500mL 时尿渗透压约为 400mmol/（kg·H$_2$O），24 小时尿量为 2500mL 时，尿渗透压为 300mmol/（kg·H$_2$O）。

（八）血尿素氮与血肌酐

血尿素氮（blood urea nitrogen，BUN）正常值为 2.9～7.5mmol/L，血肌酐（serum creatinine）正常值为 32～106μmol/L，尿 / 血肌酐（Ucr/Pcr）大于 40 多为肾前性少尿，小于 20 为肾性或肾后性衰竭。血尿素氮 / 血肌酐正常值为 10：1，当 BUN 大于 8.9mmol/L 时可诊断为氮质血症。

四、神经系统功能评估

神经系统评估主要包括脑神经、运动神经、感觉神经及自主神经检查。

（一）脑神经

1. 嗅神经

检查时先查看患者鼻道是否通畅，然后测试嗅觉。嘱患者闭目，压住一侧鼻孔，选用生活中熟悉的三种不同气味的物品分别置于另一鼻孔前，要求患者辨别各物品的气味，了解其嗅觉是否正常，有无减退或消失。

2. 视神经

主要通过视力、视野、眼底检查。

（1）视力。

对患者进行远视力测定，用远距视力表测量，患者在 5m 处测量两只眼睛的视力，以能看到"1.0"行视力标者，可以被判定为正常视力。

（2）视野。

该项是指患者一侧眼睛向前平视时所能看到的最大范围，一般可用手试法粗略测定，患者与护士相对而坐，相隔大约 1m。在对左眼进行检查的时候，患者要将自己的右眼遮挡起来，而护士则要将自己的左眼遮盖起来，并且要保证眼球的位置是固定的护士要用手指从上、下、左、右四个方向，从外周向中心进行移动，并嘱咐患者如果发现了手指，要马上示意。视野正常者应与护士同时看到手指。

（3）眼底。

眼底检查需借助检眼镜方可进行，主要观察项目为视神经乳头、视网膜血管、黄斑区和视网膜各象限。

3. 三叉神经

为混合性神经，感觉纤维分布于面部皮肤及眼、鼻、口腔黏膜；运动纤维主要支配咀嚼肌和颞肌。检查感觉功能时，用棉签自上而下、由内而外轻触前额、鼻部两侧及下颌，两侧对比并随时询问患者有无感觉消退、消失或过敏。

4. 听神经

粗略法为在一个安静的环境中，要求患者闭眼静坐，用手指堵住一侧的耳道，护士拿着手表，或用拇指与食指相互摩擦，从 1m 外慢慢地移到患者的耳部，直至听到声音。

精测法是用规定频率的音叉或电测听器设备，进行一系列较精确的测试方法。

5. 舌咽、迷走神经

先询问患者是否声音低哑、吞咽困难和饮水呛咳，然后嘱患者发"啊"音，观察两侧软腭上抬是否有力、对称。

6. 副神经

观察胸锁乳突肌与斜方肌有无萎缩。

7. 舌下神经

嘱患者伸舌，观察有无舌偏斜、舌肌萎缩或颤动。

（二）运动功能

运动功能分随意运动和不随意运动。

1. 肌张力

肌张力是指患者在静息状态下肌肉的紧张程度。可以用手摸摸肌肉的硬度，或者是看肌肉完全放松的时候，关节被动运动的阻力，以此来判断患者的肌张力是否处于正常的状态。

2. 去脑强直

表现为颈后伸，甚至角弓反张，四肢强直性伸展、内收和外旋，去脑强直于病情好转时可转化为去皮质强直，两侧肘关节在胸前屈曲，当中枢神经系统损害加重时，去皮质强直又可转化为去脑强直。

3. 不随意运动

不随意运动或称不自主运动，指的是随意肌的某一部分、一块肌肉或某些肌群出现不自主收缩的情况，也就是指患者有清醒的知觉，但不能自己控制的肌肉运动。

（1）震颤。

震颤指的是身体的某个部位虽然是不自主的，但会出现有节奏的抖动，它的表现形式包括：①静止性震颤：指的是患者在处于静止的时候会出现，在运动的时候会减弱或者消失，而且还会伴随着肌张力的增高；②姿势性震颤：指的是人体在某一姿态下主动表现，在动作和休息过程中表现为消退，其幅度比静止性更小、更迅速；③动作性震颤：指的是动作时出现，动作终末越接近目的物体越明显。

（2）舞蹈样运动。

面部肌肉及肢体快速、不规则、无目的、不对称的不自主运动，表现为"做鬼脸"。

4. 共济运动

共济运动指的是机体完成任一动作时，所依赖的某组肌群协调一致的运动。这种同步、平衡、协调主要依靠的是小脑的功能，前庭神经、视神经、深感觉及锥体外系都参与其中。

（1）指鼻试验。

嘱咐患者将前臂外旋、伸直，用示指接触自己的鼻尖，先慢后快，先睁眼后闭眼，反复做上述动作。人体的健康状态下动作会较为精准，而共济失调的患者，指鼻的动作则会出现经常失控的情况。

（2）指指试验。

嘱咐患者要把示指伸直，屈肘，再把小臂伸直，让示指接触到对面护士的示指，让患者先睁开眼睛，再闭上眼睛。

（3）轮替试验。

嘱患者伸直手掌并反复做快速旋前、旋后动作。

（4）跟—膝—胫试验。

嘱咐患者采取仰卧姿势，首先抬起一侧下肢，再把脚后跟放在另一侧下肢膝盖下面，慢慢地沿着胫骨向下滑动，直到脚后跟。

（5）罗姆伯格试验（Romberg Test）。

又称闭目难立征，嘱患者直立，两臂前伸，双足并拢，然后闭目，如出现身体摇晃或倾斜为阳性。

（三）感觉功能

1. 浅感觉

浅感觉包括痛觉、温度觉、触觉。

2. 深感觉

深感觉包括关节觉、位置觉、振动觉。

3. 复合感觉

复合感觉包括皮肤定位觉、两点辨别觉、体表图形觉。

（四）自主神经功能

自主神经分为交感神经与副交感神经，其主要功能是调整内脏、血管、竖毛肌、腺体等的活动。

1. 一般观察

皮肤及黏膜是反映自主神经功能的重要部位，应注意有无色泽改变，是否有水肿、溃痂，有无全身或局部出汗过多、过少、无汗。

2. 自主神经反射

自主神经系统由交感神经系统和副交感神经系统两部分组成。

（1）眼心反射。

嘱咐患者仰卧，让眼睑自然闭合，并对其脉率进行计数。护士可以将自己的右手中指及示指放在患者眼球的两侧，逐步施加压力，以患者不会感觉到疼痛为度。在加压20～30秒之后，再对患者脉率进行计数，正常情况下可减少10～12次／分，如果超过12次／分，就说明患者存在交感神经功能亢进的情况。

（2）皮肤划纹试验。

用棉签杆加适度的压力在皮肤上划压（注意勿划伤皮肤），数秒后皮肤会出现白色划痕并高出皮面，正常持续1～5分钟即消失。

第三节 特殊人群的急救评估方法

一、儿童急救评估特点

婴幼儿由于年龄小、肠胃消化功能不成熟、对症状的表述不明显，易患疾病与成人有显著差别，患急性感染性疾病往往起病急、来势凶，易并发败血症。我国儿科急救医学在近几年来也取得了飞速发展，常见神经系统急症、意外伤害、呼吸系统急症、消化系统急症等。评估婴幼儿时，应充分考虑到其在解剖结构、生理和心理等方面和成年人的不同，不能把他们看成是缩小了的成年人；可让其边玩玩具边接受检查；给予简单易懂的指令，疼痛部位放在最后检查。

（一）婴幼儿急救评估特点

1. 生命体征

正常范围随年龄的变化而变化，低血压在休克后出现较晚，可能在循环血量降低到50%才出现，测量血压时应使用大小合适的袖带。测量脉搏以肱动脉或在心尖部测心率为宜。

2. 人工气道

新生儿需采用经鼻人工呼吸，建立人工气道；选用口径要足够小的经鼻插管，插管周围用软纸衬垫保护。

3. 颈椎制动

值得注意的是，婴幼儿的头部占身体比例较成年人大，故受损危险性更大，应注意颈椎制动。

4. 呼吸支持

给予呼吸支持应该考虑婴幼儿的特点，肋间肌发育不全、胸部薄、肺储备不足，需要较高的供氧量。

5. 循环支持

婴幼儿有较强的代偿能力，能在较长时间内维持心排血量；但心肌收缩力和顺应性较弱；循环血容量较成年人少。

6. 体表温度

婴幼儿体温可迅速下降，对婴儿应特别注意头部保温。

（二）儿童创伤评估系统

儿童的生理、症状、疾病发展过程有很大的差异，构建儿童专用评分量表显得尤为重要，国外最常见的评估量表有儿童格拉斯哥昏迷评分、儿童创伤评分（pediatric trauma score，PTS）等，儿童危重病评分法是我国运用最广的评分法。

1. 儿童格拉斯哥昏迷评分

儿童格拉斯哥昏迷评分主要用于评价小于4岁的儿童神经功能状态，其中语言反应的评分标注与成人不同，具体如表2-1所示。

表2-1　儿童格拉斯哥昏迷评分表

评估项目	表现	得分
睁眼反应（E，eye opening）	自然睁眼	4
	呼唤睁眼	3
	有刺激或痛楚会睁眼	2
	对于刺激无反应	1
语言反应（V，verbal response）	微笑，声音定位，注视物体，互动	5
	对安慰异常反应，呻吟	4
	言语含糊	3
	无法安慰	2
	无言语反应	1
运动反应（M，motor response）	可按指令行动	6
	施以刺激时，可定位出疼痛位置	5
	对疼痛刺激有反应，肢体会回缩	4
	对疼痛刺激有反应，肢体会弯曲	3
	对疼痛刺激有反应，肢体会伸直	2
	无任何反应	1

2. 儿童创伤评分

特帕斯在 1987 年提出儿童创伤评分，儿童的体重、气道、收缩压、意识状态、创面和骨骼等 6 个指标可以对儿童的损伤程度进行评定，具体如表 2-2 所示。每一项都可以被划分成 3 个等级，即 +2 分、+1 分或 -1 分，这 6 项得分的总和就是 PTS 值，其总分范围在 -6 ～ +12 分，分值越低，说明损伤越严重，预后也就越差。

表 2-2 儿童创伤评分表

评估项目	评估结果	评分
体重	＞ 20kg	+2
	10 ～ 20kg	+1
	＜ 10kg	-1
气道	通畅	+2
	可维持	+1
	不可维持	-1
收缩压	＞ 90mmHg	+2
	90 ～ 50mmHg	+1
	＜ 50mmHg	-1
意识状态	清醒	+2
	迟钝	+1
	昏迷	-1
创面	无	+2
	不严重	+1
	中重度 / 刺伤	-1
骨骼	无损伤	+2
	闭合性骨折	+1
	开放性 / 多发骨折	-1

3. 儿童危重病评分

中华儿科学会急诊组及中华急诊医学会儿科组在 1994 年制定了儿童危重病评分法，如表 2-3 所示，可以准确反映患儿病情轻重，并能对儿童的病情做出动态的评估，对儿童的预后有较好的帮助，如果儿童的病情在几天内没有好转，则预测儿童的死亡危险将上升。儿童危重病评分法将国外的相关评分法与我国的实际情况相结合，使用的是生理学评分法，只有 10 个生理指标，操作简便，具有客观性和全面性。

表 2-3　儿童危重病评分表（不包括新生儿）

检查项目	测定值		分值
	年龄 ≤ 1 岁	年龄 > 1 岁	
心率（次 / 分）	< 80 或 > 180	< 60 或 > 160	4
	80 ～ 100 或 160 ～ 180	60 ～ 80 或 140 ～ 160	6
	其余	其余	10
收缩压（mmHg）	< 55 或 > 130	< 65 或 > 150	4
	55 ～ 65 或 100 ～ 130	65 ～ 75 或 130 ～ 150	6
	其余	其余	10
PaO_2（mmHg）	< 50		4
	50 ～ 70		6
	其余		10
pH	< 7.25 或 > 7.55		4
	7.25 ～ 7.30 或 7.50 ～ 7.55		6
	其余		10
Na^+（mmol/L）	< 120 或 > 160		4
	120 ～ 130 或 150 ～ 160		6
	其余		10
K^+（mmol/L）	V3.0 或 > 6.5		4
	3.0 ～ 3.5 或 5.5 ～ 6.5		6
	其余		10
Cr（μmol/L）	> 159		4
	106 ～ 159		6
	其余		10
BUN（mmol/L）	> 14.3		4
	7.1 ～ 14.3		6
	其余		10
Hb（g/L）	< 60		4
	60 ～ 90		6
	其余		10
Glasgow 评分	< 8		4
	8 ～ 10		6
	其余		10

二、老年人急救评估特点

当前我国已进人老龄化社会。老年人口众多给卫生医疗服务提出许多新的和更高的要求，老年人由于疾病多且沟通状况不良，易发生多种急症，主要为呼吸系统、心血管系统、消化系统、神经系统急症。正确的处理是对于每一个主诉均应给予检查，检查时要注意减少老年人的体能消耗，由于肾排泄功能下降，老年人容易发生药物中毒和不良反应。

（一）皮肤

皮肤脆弱，易发生溃疡，皮肤弹性降低可造成脱水的错觉，应该通过检查两侧脸颊确定是否有水肿。

（二）气道

气道适应性降低和抵抗力增加。

（三）颈椎

皮下脂肪丢失，骨质疏松，关节僵硬。

（四）呼吸系统

胸肌肌力减弱，肺顺应性减低，肺活量降低，胸廓前后径增大。

（五）循环系统

心排血量减少，血流减慢，动脉硬化。

（六）神经系统

脑血流减慢，功能性神经元丢失，脑萎缩，神经传导降低。

第四节 护理程序在急救护理中的应用

护理主要功能就是帮助服务对象处理对健康问题的反应，满足服务对象的需求，随着卫生保健体制的改革及医学科学技术的发展，在护理临床实践中应用护理程序是必不可少的。急救状况下，护理人员要结合急救护理工作的特点，恰当使用护理程序。

一、识别有关资料

评估过程中，护士必须识别不同来源的资料，将不相干的资料剔除出去，其中的主观资料主要是患者的主观感受，护士可以从患者的主诉或者是从患者的家属那里得到，这样就可以快速地了解患者对于疾病的感受以及他们的心理状态、行为反应等。急救分诊护士是护理评估最主要的实施人员，其首要工作是快速、准确地对患者的状况进行评估。

二、形成正确的护理诊断

评估时，收集的资料必须支持护理诊断，护理对象提供的主观资料和客观资料有冲突时，护士应通过其他途径获取资料，形成正确的护理诊断。为避免资料收集过早或过于仓促结束，避免形成不正确的护理诊断，护士必须列出所有可能的护理诊断，排除无效的护理诊断，确认有效的护理诊断。急诊护理诊断中应该注重现存的和危险性护理诊断，对于威胁患者生命安全的护理诊断应该是首先干预的项目。

三、制订合理、个性化的护理计划

将所作出的护理诊断按照轻、重、缓、急确定先后顺序，确定首优问题、中优问题、次优问题。对于首优问题，即威胁患者生命的问题，比如气体交换受损、心排血量减少等是需要立即解决的问题。急诊环境中，护理计划的制订需充分考虑可操作性，通过与急诊医技人员的配合能够达到切实可行的效果，鼓励护理对象及其家属参加护理计划的制订过程，有助于更好地理解护理计划的意义和功能，更好地接受与配合护理活动，获得最佳的护理效果。护理对象存在个性化差异，制订护理计划必须考虑每个护理对象的具体情况，针对每个护理对象采取不同的护理措施，提供个性化护理。

四、护理措施要及时、有针对性

理论上讲，护理措施是在护理计划制订以后，但是面对急救护理的特殊情境，特别是在危重患者抢救过程中，实施通常先于计划，此时护士往往根据初步护理计划，立即采取护理措施，事后再书写完整的护理计划。急诊护理人员应将护理计划内的护理措施进行分配和实施，对于抢救性的措施要立即执行，护理记录应在实施以后进行准确记录。护理记录不仅便于其他医护人员了解护理对象的健康问题及其进展情况，而且能为处理医疗纠纷提供依据。

五、护理评价持续进行

通过评价护理目标是否达到，护士能够确定哪些护理措施是有效的，哪些护理措施需要进一步修订，通过不断的评价护理过程，可以帮助护士满足服务对象的需求。

第三章 急诊重症的监护策略

第一节 关于急危重症监护地位的争议

一、急危重症监护的地位

在危重病抢救期间，急危重症监护（简称监护）实际上就是利用仪器、设备和技术方法，更加频繁地进行快速有效的生命、器官检查或者连续监测，以及必要的功能支持、加强的照料护理。其目的是迅速掌握患者病情及其变化情况，挽救患者生命和器官肢体功能。

以前，由于监测设备均贵重且难以掌握，危重患者病情复杂变化大，而且危重患者数量相对较少，因此大多数医院采用设立专门的重症监护室（intensive care unit, ICU），将危重患者、先进设备、掌握设备和技术的优秀医务人员同时集中于一体。充分发挥有经验和专业知识的医务人员的能力，也充分利用有限的高级贵重设备，保证完成监护、各种生命支持、危重抢救功能，挽救更多的危重患者。英国专家加里·史密斯（Gary Smith）提出："重症监护是为有康复希望的严重患者提供比在普通病房或者特护区更为细致的观察和进行有创的治疗。"

近年来，由于医疗设备降价以及社会和医院的高速发展，贵重的监测设备也向二级甚至三级学科普及。重症监护的概念已经明显扩大，除了建立医院级综合性重症监护室外，很多学科已经建立了各自专业的监护室，以及设立在急诊的 ICU 即所谓的急诊重症监护室（emergency intensive care unit, EICU）。当然，如果需要，医院还可能设有心内科冠心病监护病房（CCU）、呼吸监护病房（RICU）、新生儿监护病房（SICU）等。目前看来，随着社会不断发展、设备的普及和不断提高，未来重症监护的概念还可能进一步扩大。可以预料的是，传统的专用监护仪、呼吸机等设备未来可能会成为医院每一个床单位的基本设施和装备。在今天的美国，监护型床位已经占到医院总病床位的 20% 以上。

值得注意的是，急诊医学虽然是以处理急性病症为己任，以"抢救生命、稳定病情、缓解症状"为核心的医学专科。但是，并非所有急症患者都是需要施以急救术的危急或者严重患者，其中只有为数不多的人是危重急症。因此"急诊监护"不宜滥用，否则将导致医疗资源的巨大浪费。

无论是国外还是国内，EICU 的定位和发展前景的确存在较大争议和困惑。美国和英国的急诊体系通常是以设备齐全的抢救分区来完成抢救和监护作用的，该区域内每一床单位都具备完善的监护、生命支持、危重抢救功能。在中国，通常是设立专门的急诊重症监护室，这与美国、英国的急诊抢救室并无重大区别，虽然名称有所不同，完成的却是相同任务。

可见，作为一种急危重病的救治理念和体系，加强监护、脏器和功能支持是值得提倡的，但是急诊是否一定需要建立符合一定标准和要求的所谓规范化危重监护病房值得商榷，急诊与 ICU 的本质、联系与关系也是现在的研究人员、未来的学科领导者值得深思的问题。

二、与"危重医学"学科间关系的思考

所有医学学科都涉及各种危重病症救治问题，"危重医学"是否符合和具有学科专门性一直存在各种看法和争议。近年来，"危重医学"相关事业发展迅速，其学术地位也逐渐受到重视。虽然现在"危重医学"还不是医学的专门学科，但中华医学会已经设置"危重医学分会"。

急诊医学与危重病救治有难以割裂的关系，各种医院就诊的急性病症中 5% ～ 15% 是危重病症。从另外一个角度来看，"急诊监护化"的趋势越来越明显，重症监护医学与急诊医学的交叉性会越来越大。"急诊监护化"并不等于急诊必须以"全程医疗"为己任。以欧美的急诊体系为例，急诊科都设有监护室，但是这些急诊室并不是以"治疗"为主要任务，而是以短期诊断、监护和必要的基础治疗为重点，后续流程中迅速转移患者是重点。目前中国的急诊科成立监护室，自行全程治疗重症患者，将其短期医疗行为扩展延长到"长期医疗"的范畴尚需商榷。

三、用于不同级别医院 EICU 设置的建议

ICU 应该说是为了节省资源、加强患者管理而出现的一个区域。它起始并非一个科室，而是一个单位（unit）。在这个区域需要有集中监护设备，需要有监护人员等。急诊 ICU 的提出是因为在急诊有很多需要抢救的患者，病情急、重、危，但是由于急诊是开放的，这些患者可能随时到来，不会等 ICU 有床位或者符合收治标准时才到达医院。有学者提出了不甚准确的概述：ICU 是为已经住院的危重患者服务的，而 EICU 是为来急诊的危重患者服务的，在技术、理念、结构等方面两者并没有本质差别。与综合性 ICU 相比，急诊医

学相关的危重监护刚刚起步。

EICU 目前只在中国一些大城市医院急诊科设立，而且大多比较简陋和原始，其组成形式多种多样；临床治疗的策略取决于当地医院的需要、设备和医务人员的情况。目前存在的问题尚多，如 EICU 的建立没有统一标准和规范；全职人员不多并缺乏急诊医学相关危重监护的规范性系统培训；EICU 的管理也只是在现有科室管理系统下的一种原始、简单的管理方式，涉及不同临床专业的技术治疗时，多专业学科医护人员及时参与 ICU 诊断与治疗的工作效率不高；甚至对急诊危重病监护的概念和监护模式没有统一认识，缺乏明确的目标和主动的策略，现代 ICU 在救治危重患者所应发挥的重大作用不能发挥等。因此，我国急诊医师面对的挑战就会比综合性 ICU 要严重得多，重症监护资源的不足在近期内将影响政策的制定。

EICU 也不同于急诊抢救室。虽然国内对 EICU 的功能及收治范围缺乏统一标准，但是 EICU 通常承担着急诊重症治疗、监护和观察等重要任务，所以大型医院设立 EICU 的选址、硬件和软件设施配备都有相当的讲究。

（一）EICU 的主要设备

EICU 的主要设备可划分为两类，即监测设备和治疗设备。常用的监测设备有各种监护仪、心电图机、心脏血流动力学监测设备以及血糖仪、快速血气和生化分析仪等。常用治疗设备有输液泵、注射泵、无创和有创呼吸机、除颤器、抢救车、抢救药品和各种护理用具等。通常使用可升降、四轮制动的病床，方便医务人员进行抢救、推送。相邻的病床之间，用一可透气的活动帘子分隔，并留出充分的间距，这样可以便于床位的移动，使得抢救工作得以顺利进行。

国外的 EICU 通常不是以建立一个"设施配备完善，监护齐全"的病区为代表，而是以建立一个互相独立但衔接流畅的体系为准则或目的，为不同病情的患者提供层次不同而又互相连贯的有机治疗体系。在此准则下，各单元按照既定原则配备相应设备和物资，并且保证这些配备能够满足任何状况下的需要。同时也可以看出，在统一领导下避免了各自为政、资源分散、互相扯皮的可能，这也是其 EICU 优越性的表现。

（二）EICU 的收治对象

这是一个难以界定的问题，EICU 的治疗对象一般包括：急性中毒、急性危重病、严重慢性病急性发作、严重创伤，以及其他一些没有诊断出来但是存在危险因素的患者。因为大医院的门诊患者很多，所以 EICU 有时候也会收治一些不能第一时间住院的重症患者，并给予一定的专业治疗，当然，对于垂死的患者和晚期的肿瘤患者，EICU 是很难拒绝的。

（三）EICU 的管理要求

EICU 是封闭的，没有患者家属陪同，每天都会有固定的时间让家属来看望患者，因此护士的工作量也比较大，这一点也是和一般的急诊科不同的地方。重症监护病房的员工包括医生、护士、护工和其他辅助工作人员。EICU 医师与急诊其他区域的单纯倒班制不同，应该建立三级查房制度，每日至少查房 2 次，并对患者的病案和死亡情况进行分析。因工作强度大，建议采用 12 小时或 8 小时轮班制。EICU 患者病情变化快，随时有生命危险，EICU 护士常常是病情变化的最先接触者，所以对 EICU 要严格筛选和训练出一批技术全面、应变工作能力强的优秀护士。与此同时，要确保 24 小时都有几个护士在值班，可以随时对患者进行生活护理、转送患者、取药送样本等，从而提高抢救的效率。

由于 EICU 中患者病情危重，可能在短时间内发生急剧的病情变化，EICU 的医护人员应充分学习各种危重症的抢救治疗指南，并尽可能形成以国际国内指南为基础的、与循证医疗实践和本 EICU 实际情况紧密结合的救治方案和流程，以提高医护人员对危重症和病情陡变患者的应急处理能力，增加患者在 EICU 救治过程中的安全性，确保 EICU 标准化和规范化的治疗水准，从技术层面规避医疗风险。当然，这样的方案和流程并不是一成不变、不可突破的，它需要在医疗知识、技术和实践的进步和变革中不断修正和更新，也需要根据患者的实际情况对治疗进行合理的调整。

另外，如前所述 EICU 往往在探视制度的规定上与综合 ICU 相同，但患者的收治范围却有较大差异，因此清醒患者占的比例可能相对较大。如何帮助患者克服独自面对陌生环境和医疗器械的恐惧，战胜没有亲人陪伴、一个人战斗的孤单感，如何帮助患者和家属树立对医护人员治疗决策的信心，充分配合抢救治疗和各项制度的实施，也是 EICU 的医师、护士乃至护工工作中的一个不可或缺的部分。这对医务人员在心理治疗与护理方面的要求比综合 ICU 和一般病房更高，需要在提供抢救生命、稳定病情的高质量医疗技术服务的同时，在更多的层面上实现人文关怀，体现对患者、家属的充分尊重。

在急诊医学的理念中"救人治病"突出以抢救生命为第一目标。EICU 的设立在急诊医学这个新兴二级医学学科的成熟和发展中扮演了一个相当重要的角色，不仅可在医疗上提高急危重症抢救治疗的成功率，而且可能为急诊的教学和科研任务提供一个良好的平台，成为急诊医疗"生力军"。

四、合理使用监护和支持技术的建议

随着医疗事业和科学技术的发展，医疗设备和技术能力不断提高，重症监护的概念已渗入各级医院，包括大小医院的急症医疗部门。但 ICU 的高精尖科技，要求医务人员的专业化，也会有大量资源消耗，更需要重视的是合理使用监护手段使之对患者有所帮助，避免它对某一患者的负面影响，这一点相当重要。

如果有条件可以使用设备和器材、技术来实现检测，但是急危重症监护并非一定需要这些物质的条件，利用简单的血压计、心率与心律听诊、体温计、体检同样可以完成必要的急危重症监护。

（一）认识和避免监护设备存在的负面问题

现实中常常很难将监护的理论原理和目标转化为现实，其原因很大程度上是由于设备固有障碍和对负面问题认识不足。

（1）医务人员想通过特殊的监护仪了解与患者状况等有关的更多的信息，高精尖的设备和高度 IT 化也使急诊医师有可能监护、存储和显示比人脑的处理能力多得多的信息。虽然信息复杂、深入、多样，但是由于技术上的限制，监护数据常常仅是机器监护到的，而不是医疗、抢救真正需要的。

（2）设备与人的正确配合是 EICU 工作的关键，任何一种数据测量都存在准确度、精确度和可重复性问题。有些测量需要人来判断，有些测量需要患者合作，这是一些潜在的出错源。即使假设监护仪产生的结果是准确的、精确的和可重复的，不同的临床医师对结果也会有不同的解释。

（3）临床医师常常过分依靠监护仪器，机器故障、人为和虚假的监护结果给急危重症监护带来额外困难。

监护对患者同样也有众多的负面影响。气管插管、强迫性体位，甚至机体损伤而导致疼痛、警报声和机器工作声等使 ICU 患者感到不适、不安和恐惧，影响患者睡眠。EICU除使用大量设备费钱和费人工外，还增加了一些额外的检查和会诊、数据储存，其巨额的医疗和非医疗费用常常使患者支付巨额的费用。同时，虽然监护仪、呼吸机等高精尖设备是为最终改善患者的预后而开发的，但设备本身也能导致严重的疾病，甚至造成死亡，因此监护对预后也有一定影响。例如，有证据证明肺动脉导管不仅不能改善患者的预后，实际上反而有较高的病死率、较长的住院时间和较高的费用产生。

监护可能转移护理人员对患者的注意力。重症监护可以获得和使用大量的生理学测试及其他数据，这使得临床医师的注意力远离监护患者和他们的疾病。在医院中主要构成各种 ICU 日常工作的关心点常常是患者的监护数据，而不是床上的患者，常常难得有人真正地去和患者说话或是接触患者。

（二）合理掌握监护的指征和使用设备

当一个特殊的监护设备或技术能探测与患者状况相关的异常或变化时，当它能帮助指导治疗时，就有了临床使用设备的指征。决定监护一个患者应针对这个特定的患者选择相关的设备，多余的设备也是无用的，反而增加工作量和费用。在 ICU 中大多数患者仅仅需要的是"日常的、主要的、非侵入性的"项目，最常用的包括温度、动脉压、心电监护、呼吸监护、血氧饱和度等非侵入性测量。

"患者要求""医师担心""保证患者安全"是采用监护的一个常见原因。但是如果没有监护指征，尽管有各种要求，也需要对进入 EICU 的指征进行严格把关。同样的，害怕医患纠纷绝不应该成为使用监护的理由；收集监护数据但不把它们用于患者的治疗也是没有价值的。

第二节　危重症的生命与器官功能监护策略

一、循环系统功能监护

ICU 常用的循环功能监测方法，按照监测途径的不同分为有创监测和无创监测。急诊重症监护常用的循环与血流动力学监测指标包括心率、血压、中心静脉压、心排血量、肺动脉压（PAP）、肺动脉楔压（PCWP）和肺循环阻力（PVR）、尿量和肢体温度检测等。

（一）心电参数监护

临床上使用的心电监护仪都具有连续监测患者心电图变化的功能。心电监护仪可以显示多通道心电图，也可选择显示各个导联。除了显示心率以外，还可以分析心律失常和 ST 段改变。但是，心电参数监护并不能完全取代 12 导联心电图。

（二）血压监护

血压是重要的人体生理参数，对于了解患者的循环情况和血流动力学状态十分必要。正常的血压指标包括：收缩压、舒张压、脉压和平均压。可以分为无创血压监护和有创血压监护，无创血压监护可以使用血压计测量，临床上也使用心电监护仪进行连续性测量。现在许多心电监护仪具有监测有创动脉压功能，而且可与心电图同步显示动脉压曲线，两者联合分析可以评估心脏的电活动和机械功能状况以及外周循环状态。测量胸腔内大静脉压力的中心静脉压是一种评估循环血容量和心肌功能的简便方法，早前广泛应用于重症监护中，具体如表 3-1 所示。目前由于其他监测手段推广，使用范围已经缩小。

表 3-1　中心静脉压与血压之间的关系

中心静脉压	血压	提示意义
降低	降低	有效血容量不足
升高	降低	心功能不全
升高	正常	严重负荷过重
进行性升高	进行性降低	严重心功能不全或心脏压塞
正常	降低	心功能不全或血容见不足，可予补液试验

（三）血氧饱和度监测

脉搏血氧饱和度（SpO_2）是由脉搏 SpO_2 指套所测得，因具有非侵袭性及连续监测的优点，现几乎已成重症监护的必要配备。脉搏 SpO_2 不仅可以反映呼吸功能，也能在一定程度上反映循环功能。影响 SpO_2 的因素很多，如肢端血液循环情况、外来光线、血红蛋白量、肤色差异、肢端位置变化或脉搏不正常等。混合静脉血氧饱和度（SvO_2）是组织氧摄取情况的指标，可用以评估心排血量、动脉血氧饱和度、血红蛋白和机体氧耗的变化。SvO_2 和心脏指数、每搏指数及左上、室每搏指数之间有很高的相关性，通过测定混合 SvO_2 来计算动静脉血氧含量差，能较准确反映心排血量。动脉血氧饱和度和耗氧量正常时 SvO_2 下降，则提示心排血量降低。SvO_2 低于 60% 时，通常提示组织耗氧增加或心肺功能不佳。

（四）动脉插管及压力监测

经动脉插管后，可对 PCWP 进行监测。肺动脉插管通过上下腔静脉，进入右心房右心室，通过带浮动气囊的导管（Swan-Ganz 导管）插入肺动脉。经此导管后，可对患者的右心房压、PCWP、心排血量等进行实时监测。PCWP 是左心室前负荷与左心功能状态的指标，它是左心房压高低的反映，有助于了解左心室健康状况。PCWP 升高提示左心室功能不良。临床适应证包括心肌梗死、心力衰竭、心血管手术；肺栓塞、呼吸功能衰竭；严重创伤、各种类型休克及其他内外科危重患者。

（五）心排血量监测

心排血量是循环的根本，其影响因素包括静脉回流多少、心包压高低、心率快慢、小动脉舒缩状态及心肌收缩力大小等。在这五个影响因素中，静脉回流及心肌收缩力最关键。支持或改善循环功能，首先是应确保足够循环容量。无创技术监测心排血量是近年来才广泛应用于临床的监护技术，包括生物阻抗、多普勒超声、部分二氧化碳重复吸入等。虽然无创心排血量监测方法有操作简单、快捷、无创伤及费用较低等优点，但是由于相关技术的限制以及外界影响因素等，在测量准确度方面与有创监测存在一定差异。

（六）组织灌注的评估

通过对皮肤、温度、尿量、酸中毒、胃黏膜内 pH 的改变等进行监测。对患者的皮肤颜色、体温、毛细血管再充盈、每搏容量、出汗量等进行临床评估。患者手脚暖和，皮肤干燥，手指或嘴唇有红色，说明组织充盈良好；手足冰冷，皮肤苍白，说明组织供血不足。中心—外周温度梯度变化的增大一般表明血液容量过低。尿量是衡量心功能和心排血量的简便而重要的标志之一，肾灌注明显下降可引起尿少，单位时间内的尿量可评价循环功能。

二、呼吸系统功能监护

急诊患者呼吸功能的监护十分重要，气道阻塞和呼吸停止是危及生命的最紧急情况，不仅要及时发现还需立即予以解除来抢救；呼吸功能评价和检测也是了解危重病症的基本生命情况状态。临床上呼吸功能监测主要包括以下几个方面：临床症状、体征与呼吸功能基本参数，血气分析，胸部影像学检查。

（一）临床症状、体征与呼吸功能基本参数监测

1.呼吸相关临床症状、体征

心累、气紧、胸闷、发绀等往往是呼吸功能障碍的线索和表现。其他一些征象也表明机体可能存在呼吸窘迫，如呼吸急促，呼吸困难；大汗；心动过速，洪脉；焦虑不安，躁动，神志不清，不能安静平卧；使用辅助呼吸肌，肋间肌疲劳；腹部矛盾运动（吸气时腹部向内收缩）；胸腹式呼吸运动交替出现（先胸部运动，后腹部运动）；发绀或苍白。

2.呼吸频率和深度

为肺通气功能的重要参数。通过望、触、叩、听可了解肺通气、肺舒张情况，也可以使用监护仪。

3.肺功能监测

肺功能的监测主要指肺容量、通气功能、换气功能的监测，主要的监测指标正常值及临床意义如表 3-2 所示。

其中通气血流比例（V/Q）是每分肺泡通气量与每分肺血流量之比，该比值影响气体交换。当比值增大时，表明生理无效腔增大，未能充分利用肺通气；当比值减小时，表明发生了功能性短路，未能再充分利用肺血流（表 3-2）。

表 3-2　肺功能监护主要指标的正常值及临床意义

项目	正常值	临床意义
潮气量（VT）	5 ~ 7mL/kg	< 5mL/kg 是进行人工通气的指征之一
肺活量（VC）	30 ~ 70mL/kg	< 15mL/kg 是进行人工通气的指征；> 15mL/kg 为撤机指标之一
每分通气量（VE）	男 6.6L/min	> 10L/min 提示过度通气
	女 4.2L/min	< 3L/min 提示通气不足
每分肺泡通气量（VA）	70mL/s	VA 不足为低氧血症、高碳酸血症的主要原因
功能残气量（FRC）	20% ~ 30%	V/Q 比例失调，肺内流量增加，导致低氧血症发生，如不及时纠正，可发生肺不张
通气 / 血流比值（VA/Q）	0.8	V/Q > 0.8 表示肺灌注不足
		V/Q < 0.8 表示通气不足

4.呼气末二氧化碳分压（PETCO$_2$）

监测 PETCO$_2$ 可以反映患者的通气功能、循环和肺血流情况，可以帮助判断气管插管位置，及时发现呼吸机故障，调整呼吸机参数，指导撤机，了解肺泡无效腔和肺血流情况，评价患者循环状况等。当 V/Q 比例正常时，PACO$_2$ 接近于 PaCO$_2$。在正常人，呼气末二氧化碳浓度与 PaCO$_2$ 分压值大致相等；而对伴有严重的通气 / 血流比例失调的危重患者，两者相差较大，因此可用 PETCO$_2$ 替代 PaCO$_2$ 了解肺通气功能情况。在神经系统科室的 ICU 里，PETCO$_2$ 浓度的监测对于判断危重患者是否适合进行转运和气管插管有很大的帮助。

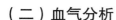

（二）血气分析

血气分析是监测呼吸功能的重要手段，此外还能够判断酸碱失衡类型，指导治疗以及判断预后。血气分析主要参数正常值及临床意义如表 3-3 所示。

表 3-3 血气分析主要参数正常值及临床意义

项目	正常值	临床意义
pH	$7.35 \sim 7.45$	pH < 7.35：失代偿性酸中毒（失代偿性代谢性酸中毒或失代偿性呼吸性酸中毒）
		pH > 7.45：失代偿性碱中毒（失代偿性代谢性碱中毒或失代偿性呼吸性碱中毒）
		pH 正常：无酸碱失衡或代偿范围内的酸碱紊乱
		人体能耐受的 pH 为 $6.90 \sim 7.70$
$PaCO_2$	$35 \sim 45mmHg$	判断肺泡通气量，判断呼吸性酸碱失衡
		判断代谢性酸碱失衡有无代偿及复合性酸碱失衡
PaO_2	$90 \sim 100mmHg$	轻度缺氧：$90 \sim 60mmHg$
		中度缺氧：$60 \sim 40mmHg$
		重度缺氧：$40 \sim 20mmHg$
SaO_2	$96\% \sim 100\%$	与 PaO_2 高低、血红蛋白与氧的亲和力有关，与血红蛋白的多少无关
AB（实际 HCO_3^-）	$25 \pm 3mmol/L$	AB 受代谢和呼吸的双重影响
		AB 升高为代谢性酸中毒或代偿性呼吸性酸中毒
		AB 降低为代谢性酸中毒或代偿性呼吸性碱中毒
		AB 正常，不一定无酸碱失衡
SB（标准 HCO_3^-）	$25 \pm 3mmol/L$	仅受代谢影响
		SB 升高为代谢性碱中毒，SB 下降为代谢性酸中毒
		正常情况下，AB=SB，AB-SB= 呼吸因素
BE（碱剩余）	$-3 \sim +3mmol/L$	BE 正值增大，为代谢性碱中毒
		BE 负值增大，为代谢性酸中毒
BB（缓冲碱或碱储备）	$45 \sim 55mmol/L$	BB 升高为代谢性酸中毒或呼吸性酸中毒代偿
		BB 下降为代谢性酸中毒或呼吸性碱中毒代偿
AG（阴离子间隙）	$7 \sim 16mmol/L$	大多数情况下 AG 升高提示代谢性酸中毒，可用于复合性酸碱失衡的鉴别诊断

动脉血气分析综合反映呼吸功能情况，对间接了解循环功能有益。

1.SpO₂

SpO_2 是监测氧合功能的重要指标，它与 PaO_2 有良好的相关性（$r=0.84 \sim 0.99$）。在 PaO_2 低于 99mmHg 时，SpO_2 可以灵敏地反映 PaO_2 的变化。

2.PaO₂

PaO_2 是反映机体氧合功能的重要指标，当肺通气、肺血流量、吸氧浓度、心排血量等低下时，PaO_2 便低于正常值（正常 $80 \sim 100mmHg$）。

3.氧合指数（PaO_2/FiO_2）

PaO_2/FiO_2是监测肺换气功能的主要指标，当$PaO_2/FiO_2 < 300mmHg$时，为急性呼吸衰竭。

4.$PaCO_2$

$PaCO_2$是反映肺通气功能的重要指标，每分通气量降低50%或增加50%，$PaCO_2$增加2倍或降低2倍。

（三）胸部影像学检查

1.胸部 X 线检查

胸部 X 线检查能直接获得肺部病变的性状，连续对比能反映病变和临床处理后的变化。床旁胸部 X 线检查操作方便，无须搬动患者，可以很快获得检查结果，以便了解人工气道位置、肺内有无感染、肺不张和气胸等病变，及时采取相应的治疗措施。

2.超声检查

床旁便携式 B 超机操作简单，通过简单培训可由急诊科医师掌握操作方法，这样可以随时在床旁处行胸腔探查和心脏功能判定，还可以在超声引导下进行胸腔穿刺等有创操作。

3.胸部 CT 检查

胸部 CT 使用范围和适应证已经逐渐扩大。

三、肾功能监护

肾脏是调节人体体液平衡的重要器官。在创伤、严重感染、休克等急危重症情况下，肾脏出现功能性或器质性变化，临床上出现尿量减少、水电解质代谢紊乱、酸中毒等肾衰竭表现。肾脏功能监测不仅可以有效预防肾衰竭，而且可以观察治疗效果和反应。

急诊重症监护常用的肾脏功能监测包括：尿量、尿液常规检查、生化检查。

（一）尿量检测

尿量是肾滤过率的直接反映，是监测肾功能最基本、直接的指标，通常记录每小时及24 小时尿量，但是仅用尿量判断肾功能变化的可靠性是有限的，检测某种物质肾小球滤过率可以反映肾小球滤产率明显下降。

（二）尿液常规检查

尿液常规检查有时可提供重要信息。临床上常见的尿液颜色异常，主要包括血尿、血红蛋白尿、脓尿、乳糜尿和胆红素尿几类。急性肾脏损害并不以血尿、蛋白尿为主要表现，但在泌尿系统损害、肾小球病变等疾病中较为常见。相比之下，在内窥镜检查中，肾前性肾衰竭往往没有明显的发现；而"肾衰竭管型"则是肾小管坏死的重要标志，也是确诊肾性肾衰竭的重要依据。

浓缩尿液是肾脏最重要的功能之一，尿比重测量的诊断价值也较大。不管尿量是多还是少，只要尿的比重大于 1.020，则说明这是高比重尿，提示患者有肾灌注不足的情况，但肾功能是正常的，可以判断为是肾前性肾衰竭；反过来，如果尿的比重低于 1.010，则说明是肾性肾衰竭。

（三）血、尿肾脏生化学监测

血尿生化检测是目前临床上最重要的肾功能检测手段。尿素氮和肌酐都是肾脏排泄的废物，尽管会受到大量蛋白摄入、出血、分解代谢增加等因素的影响，但是其中的血中浓度升高会提示肾小球滤过减少或肾小管重吸收增加。

评估肾小球滤过功能比较精确的方法是，观察某一种能全部由肾小球滤过，却不会被肾小管重吸收物质的排泄情况，如菊粉、肌酐等，一般用单位时间内净化含该物质的血浆毫升数来表示，具体如表 3-4 所示。

表 3-4　鉴别少尿是肾脏低灌注或急性肾衰竭的指标

指标	肾脏低灌注	急性肾衰竭
泌钠分数（%）	＜1	＞4
尿钠（mmol/L）	＜20	＞40
尿/血浆尿素氮比值	＞20	＜10
尿/血浆肌酐比值	＞40	＜10
尿/血浆渗透压比值	＞2	＜1.2

然而，菊粉清除率（Cin）测定方法烦琐，不利于临床应用。当前肌酐清除率（Ccr）是临床中最为常见的评估肾滤过功能的方法，效果较好。按照 Ccr 降低的程度，可将肾滤过率下降分为轻、中、重三度，其数值分别为 50～70mL/min、30～50mL/min 和 30mL/min 以下。

评价肾小管重吸收功能的方法主要是尿钠浓度和钠排泄分数 [FENa=（尿钠/血钠）/（尿肌酐/血肌酐）×100%] 测定。目前普遍认为，在 FENa 正常时，尿液的浓缩取决于肾髓质的高渗环境和集合管的功能，在肾性肾衰竭的时候，会影响到这些部位的浓缩功能，从而导致低渗性尿的排出。反之，肾前性肾衰竭时，肾脏可最大限度地浓缩尿液保存水分而排出高渗尿。自由水清除率（CH_2O）需要同时考虑血渗透压对尿渗透压的影响，因此较单纯的尿渗透压测量准确。"自由水"指的是尿液中没有任何溶解物质，只有等渗部分。正常人群的尿液中应该没有自由水，CH_2O 的含量是负的。但在肾性肾衰竭时，CH_2O 趋于 0，甚至为正值。CH_2O 测定只在少尿时才有意义，否则结果不可靠。

正常人的尿蛋白含量为 40～80mg/d，尿常规检查为阴性。如果大于 150mg/d 即为尿蛋白阳性，称为蛋白尿；小于 1.0g/d 为轻度蛋白尿，1.0～3.5g/d 为中度，大于 3.5g/d 为重度。蛋白尿可分为肾小管性蛋白尿、肾小球性蛋白尿、溢出性蛋白尿和分泌性蛋白尿等几类。

尿／血渗透压比值是反映肾小管浓缩功能的重要指标。功能性肾衰竭时，尿渗透压＞正常值。急性肾衰竭时，尿渗透压接近血浆渗透压，两者比值小于1.1：1。尿／血渗透压比值的正常范围为尿渗透压600～1000mmol/L（600～1000mOsm/L），血渗透压280～310mmol/L（280～310mOsm/L），尿／血渗透压比值为2.50±0.8。

需要注意，对于肾功能生化检测结果解释，无论是血清学的还是尿液的，都有必要同时考虑所测物质的产生和排泄变化。

四、肝功能监护

肝脏具有多项复杂生理功能，是供能物质代谢、有毒物质解毒、主要凝血因子生成的重要场所。肝损害因素可降低肝血流量，损害肝细胞，干扰胆红素和能量代谢，从而引起肝功能障碍。肝脏功能不全可直接影响肾脏功能、中枢神经系统功能、凝血功能和物质代谢。

肝功能监测的指标很多，但多数指标的特异性和敏感性不强。同时，由于肝脏具有巨大的储备能力，寥寥几个检测项目可能难以反映肝脏功能的全貌；在肝功能检测试验异常之前很可能已存在一定程度的肝功能损害；某些非肝脏疾病也可引起肝脏异常反应。因此对所采用的肝功能监测指标及其所获结果，应根据患者病情进行具体分析，以便能正确评估肝功能状况。肝功能监测的主要指标有如下几个。

（一）血清胆红素

评估肝脏排泄功能。胆红素及结合胆红素升高，皮肤及巩膜呈黄染，说明肝脏损伤程度较重。

（二）血清蛋白

对肝的合成作用进行评估。肝脏损伤后，血清中蛋白含量明显下降，且下降的幅度与肝脏损伤程度成正比。

（三）丙氨酸氨基转移酶（ALT）和天冬氨酸氨基转移酶（AST）

观察肝实质有无损害。肝组织中的转氨酶水平在一定程度上反映了肝脏的损伤情况，且ALT较AST更为灵敏。

（四）凝血酶原时间（PT）

对肝的合成作用进行评估。凝血时间与凝血因子Ⅰ、Ⅴ、Ⅶ和Ⅹ密切相关，这些因子也是在肝脏中合成的。尤其是对于Ⅶ因子来说，其半衰期很短，只有4～6个小时，它是第一个在出现肝损伤后降低的指标。

五、胃肠道功能监护

胃肠道可能是多器官功能衰竭的起始因素；重症创伤患者在EICU内需要大量的能量，

其营养状态与机体的免疫机能及伤口的愈合密切相关。

危重患者出现消化道应激性溃疡的比例较高，导致病情加重甚至死亡。应注意胃液引流情况，早期放置胃管，监测胃内压力，并定期送胃液和粪便做隐血试验，以便及时发现和处理消化道出血，还有助于早期肠内营养的使用。

在临床观察中应该注意反复评估以下要点：有无恶心、呕吐、呕血，呕吐量；大便的形状和量；有无黄疸和出血倾向；腹部症状和体征；肝、脾有无肿大和腹水与肠鸣音的变化情况。如抽出胃液为血性或咖啡色，或出现腹胀、柏油便或血便时，应考虑消化道出血，应立即采取相应措施控制出血。

胃肠黏膜内 pHi 监测方法目前常用胃肠黏膜二氧化碳张力计，测定 PCO_2、HCO_3- 含量，通过计算得出胃肠黏膜内 pH，从而动态监测胃肠道组织氧合情况。pHi 的正常范围为 $7.35 \sim 7.45$，7.32 为低限。

六、脑功能监护

无论是什么原因造成的急性脑损伤，患者都存在相似的监护治疗问题。严密观察意识、反应能力、瞳孔大小、对光反应及眼球活动情况，根据 Glasgow 昏迷评分标准判定意识水平并定期重新评估。

近年来科技发展迅速，已经开发出若干使用特殊的监测技术探测脑供氧的监测仪。

（一）颅内压监测

脑部压力监测仪现在是可用的。一般是在右脑的额叶上打一个小孔，然后移植到额叶上。颅内压对人体很重要，正常值范围在 $10 \sim 25mmHg$，但是脑部的灌注压更为重要。脑血流量的一个重要指标就是脑灌注压，它是由动脉平均压减去颅内压得到的。

（二）颈静脉球部氧饱和度、脑组织氧合压监测

目前临床上很难直接测量脑血流量，而颈静脉球内氧饱和度（SjO_2）可以较好地反映脑血流量变化。通过对 SjO_2 的监护，可以评估治疗对于脑部血流的作用。SjO_2 正常值为 $50\% \sim 75\%$。SjO_2 值下降提示氧气摄入增加，这可能是因为大脑的低灌注或者呼吸过快造成的，而升高则提示大脑的充血。将小型 Clark 电极植入脑组织，可估计局部氧分压，即脑组织氧合压（$PBrO_2$），已证明此与预后相关。

（三）脑多普勒超声

用脑多普勒超声测定了颅内动脉的血液流速。如果能在颅外区测得颈内动脉的血流速度，就可以知道是否存在脑缺血的情况。

（四）脑电图

脑电图指的是利用脑电图记录仪，将大脑中产生的自发生物电流进行放大，然后获得与之对应的图形。在对脑电活动的频率、振幅、波形变化进行记录后，对其进行分析，进而对大脑的功能和状态有一个全面的认识。以前脑电图技术主要用于癫痫的诊断，近年来逐渐用于昏迷患者、麻醉监测，复苏后脑功能的恢复和预后判断，"脑死亡"判断方面。但是脑电图结果受到物理、生理和药物等诸多因素影响，其结果判断需要结合患者症状、体征及其他辅助检查结果。全脑电图常规应用于重症监护则太复杂，现在有许多不同的脑电图监测方法（如持续脑电图监测）可用来评价脑电活动、探测癫痫发作及监测静脉滴注巴比妥酸盐或其他麻醉剂治疗。

第三节　生命及脏器功能支持与管理的策略

一、生命支持

生命支持就是通常概念的紧急救命术，包括基本生命支持（basic life support，BLS）和高级生命支持（advanced life support，ALS）。

广义的基本生命支持包含了初步心肺复苏术、基本儿童生命支持、基本创伤救命术（basic traumatic life support，BTLS）和气道异物梗阻处理等技术。高级生命支持包含了进一步的生命支持、进一步的创伤生命支持和高级儿童生命支持等，是对生命存在的最基本元素的急救，必须分秒必争地予以准确抢救，目的是立即排除危及生命的紧急情况，及时抢救优先于做出明确诊断。

二、呼吸功能支持与气道管理

呼吸支持的程度和类型不同，包括气道管理、氧气疗法、人工辅助呼吸（无创与有创性机械通气）和呼吸治疗。

（一）气道管理

气道管理包括开放和畅通呼吸道、去除气道分泌物和异物、气道湿化等。气管插管是最常用的有效建立人工气道的方法，其他高级气道技术也层出不穷。指征通常包括：保护气道，如面部创伤或烧伤、昏迷的患者；治疗严重的低氧血症（如肺炎、心源性肺水肿、急性呼吸窘迫综合征）；开胸手术及其他重症复杂手术后治疗；清除气道分泌物；解除呼吸肌疲劳（如重症哮喘）；避免或治疗高碳酸血症，如急性脑损伤、肝性脑病、慢性阻塞性肺疾病等。气管插管可能导致血压降低、内源性交感神经驱动作用减弱、心排血量减少、胃内容物反流和误吸、插管移位等问题。重症呼吸衰竭患者多会伴随心力衰竭，气管插管是一种非常危险的医疗行为，需要密切观察患者的心率、血压等动态变化。

采用气管切开的患者比采用气管插管的患者更舒服，而且适合进行长期的支持性治疗。对于需要长时间插管的患者，通常需要 14 天以上的插管患者，可以考虑使用该方法。结果表明，与经口气管插管相比，该方法具有镇静药量小、撤除麻醉器械速度快、ICU 住院时间短等优点。对于痰液过多、咳嗽虚弱的患者，进行气管切开可以有效地清除气道分泌物。

（二）氧气疗法

低氧血症是氧气疗法的指征。所有进入 EICU 的危重患者原则上都应该给予吸氧，使 PaO_2 保持在 $\geq$ 8kPa 或者血氧饱和度 $\geq$ 90%。治疗初期患者可吸入高浓度氧，然后根据 SpO_2 和动脉血气分析进行调整。临床上可以采用鼻导管吸氧和面罩法给氧。调节吸入氧浓度于 0.24 ～ 0.60。

（三）机械通气支持

在无创通气效果不佳的情况下，可以通过气管内插管进行机械通气，以此对呼吸衰竭的患者进行呼气支持。如果患者在进行了氧气治疗后，仍然会出现低氧血症（PaO_2 < 8kPa 或 SaO_2 < 90%）、高碳酸血症，严重的还会出现意识不清，或者是因为神经肌肉疾病引起的肺活量降低等症状，需要进行急诊气管插管机械通气。

1. 通气模式

什么样的通气方法是最好的，目前还没有明确的结论。在容量控制通气模式中，呼吸机将预先设定的潮气量通过呼吸器泵送到患者体内，其吸气压大小取决于呼吸系统的阻抗和顺应度。在压力控制通气模式下，提前对压力进行设定，使潮气量根据呼吸系统的阻抗及顺应度而改变。肺保护通气是当前临床研究的热点，其主要目标是利用肺扩张技术，在保持肺泡体积的同时，控制呼吸过程中的潮气量和气道压力，防止肺泡过大。由于其具有降低气道峰值压、改善肺部气体分布等作用，已被广泛应用于急性呼吸窘迫综合征（ARDS）患者。在使用压控呼吸时，为了使肺泡得到足够的膨胀，通常需要一个更长的吸气阶段（与逆向呼吸相似）。高频通气是通过振动或喷入的方式，使气道内的空气以低的潮气量完成了有效的空气交换。但在呼吸辅助方面，高频率通气技术所处的地位仍有待建立。

当前，人们广泛接受的是，理想的通气模式应该是使患者具有最大程度的自主呼吸。现代呼吸机具有适合患者需求的灵敏触发器和流速模式，从而降低了患者的呼吸功率消耗。同步间歇性强迫通气（SIMV）模式下，患者在强迫呼吸的间隔期可以恢复自主呼吸。SIMV 是临床上常用的一种辅助通气模式。加压辅助通气是在每次自主呼吸时，以预设的加压程度来提高自发性呼吸的通气。双相气道正压通气（BIPAP）与 CPAP 类似，但不同之处是

BIPAP 需设置两种不同的气压，并通过呼吸器在气压间进行切换，从而提高肺泡通气效率。

2. 机械通气治疗时的监测

在进行机械通气的过程中，要对呼出气体中的 SpO_2、CO_2 进行连续检测，以便更好地了解患者的氧气与呼吸状态。通气的效果通常可以从动脉血气分析和简易的评估表两个方面来进行评估。

3. 机械通气的撤离

撤机技术方法很多，但其成败依赖于患者的状况，其中对患者的临床状况的评估是决定撤机时间的关键。在撤除呼吸器之前，请确认呼吸道清洁、通畅，氧气充足，没有二氧化碳滞留。撤除呼吸器的适应证是：患者氧合良好，在吸氧浓度小于 0.6 的情况下，PaO_2 > 8kPa；能将 CO_2 分压保持在正常的水平；能适应脱机后的呼吸消耗，神志清醒，对外界刺激有较好的响应。在密切监测患者的情况下，逐步延长患者的自主呼吸时间，或者逐步减少呼吸机的使用。

4. 其他通气支持方法

由于患者在接受气管插管时，多数都处于意识不清、咳嗽无力、身体不舒服等情况，所以无法有效地清理呼吸道分泌物。物理疗法对机械通气患者的痰液排泄有帮助，定期的胸部理疗和及时的吸痰是必要的。

在 ICU 中，正确的体位是非常重要的。术中应将患者置于仰卧位，以减轻持续的低氧状态。有研究显示，对于持续缺氧的患者，采用俯卧位呼吸可以提高氧合，并可能与患者胸腔内压差的变化相关。经常给患者翻身，可以防止压疮的发生，也可以帮助患者排出气道分泌物。病情比较严重，不能经常翻身的患者可以利用翻身的活动床。

三、肾脏支持

在危重患者中，往往会出现尿量减少、肾衰竭等症状。大部分的患者都是在原发病时出现的继发性肾损害。急性肾功能不全的患者往往会出现多个脏器的损伤，需要进行呼吸和循环系统的支持。

在危重患者中，由于低血容量（绝对或相对）、肾脏灌注不足（低灌注压、低心排血量）、感染毒血症、药物（包括放射显影增强剂）、肝功能异常、集合管阻塞（部分或全部）、血管闭塞（大血管或小血管）或原发性肾脏疾病等多种原因共同导致了急性肾衰竭。从某些或多个病因发病到急性肾功能衰竭，有一定的时间间隔，需要对病因进行及时的识别和纠正，以防止病情恶化。在发生急性肾衰竭后，对于心肺功能不全、尿道阻塞、感染、毒血症等的治疗措施，患者的疗效不佳，会导致尿素氮、肌酐的浓度不断升高。

对于已经出现或有可能出现肾功能衰竭风险的危重患者，其急救措施包括：评估和纠正呼吸或循环障碍；处理肾脏功能不全引起的任何威胁生命的情况（高钾血症，水、钠潴留，严重尿毒症，严重酸中毒）；排除尿道梗阻；确定病因和明确肾功能不全的原因，并立即开始治疗；了解用药史，适当更改医嘱；有适应证的患者应及早使用肾脏替代疗法。

肾脏替代疗法的适应证包括：无法控制的高血钾；对利尿剂无反应的严重水钠潴留；严重的尿毒症；严重酸中毒。根据血浆尿素氮浓度和患者的具体条件开始采用适宜的肾脏替代疗法，通常以尿素氮浓度大于 30mmol/L 为限。肾脏替代疗法主要有血液滤过、血液透析、腹膜透析等多种方法。目前，对于大部分危重患者，推荐使用带或不带透析的半持续血滤法，该方法对患者的各项生化指标及心脏功能的影响都比较小。短期血透和腹膜透析用于治疗慢性肾衰，在重症监护病房已逐渐减少。

四、神经系统支持

神经系统衰竭的原因有：脑外伤、中毒、脑卒中、神经系统感染、心搏及呼吸骤停或者代谢性脑病等；ICU 是一种神经类疾病的综合治疗地点。神经系统支持是综合治疗的一部分，主要是根据患者神经系统监护结果及具体情况给予相关处理，包括机械通气、控制颅内压和脑灌注压以及抗惊厥治疗等。

神经系统重症护理的基本原则：注意保持气道畅通，一般采用气管插管、气管切开等方法；在需要的情况下，使用呼吸机保持正常的气体交换。尤其是当脑部氧气供应不足，如急性脑部损伤，则 PaO_2 应该维持在 12kPa 之上，而 $PaCO_2$ 应该维持在较低的正常范围（$4.0 \sim 4.5$kPa）；为了向大脑提供氧气，必须维持适当的脑部灌流压力；特别的监控手段，如监控头颅压力，对治疗有帮助。在进行气管插管的时候，为了避免颅内压上升，必须进行镇静。脑损伤患者的上呼吸道反射能力下降，容易引发医院内的肺部感染，因此应给予抗菌药物进行防范。

癫痫是 ICU 常见危重症，传统的地西泮药物无效时，应该使用二线药物硫喷妥钠或者丙泊酚。

第四章 急诊常用急救技术分析

第一节 人工气道的建立

人工气道是通过多种辅助装置和特定技术，使生理性气道和空气或者其他气源之间形成的一种有效的联系，从而保持患者气道的畅通和有效的通气。

一、口咽通气管置入术

口咽通气管（Oral-pharyngeal Airway, OPA）是一种硬而扁的、弯曲的、类似于舌、软腭的人工气道，它的主体由翼缘、牙垫、咽弯曲三个部分组成，其长度随型号的增加而加长，以满足不同年龄段、不同身材的患者的需要。

（一）适应证

（1）无咳嗽和咽部反射的，处于昏迷状态的患者。

（2）意识不清的患者，具有自主呼吸，但由于舌体后仰，造成了呼吸道阻塞。

（3）处于昏迷的患者，当气道分泌物增加时，需要进行抽吸。

（4）为了保护舌和牙齿不受伤害，有惊厥或痉挛倾向的患者。

（5）在气管内插管的情况下，代替牙垫的功能。

（二）禁忌证

OPA 不可用于清醒或半清醒的患者，因其可能因刺激引起恶心和呕吐，甚至喉痉挛或使 OPA 移位而致气道梗阻。此外，当患者有下列情况时应慎重考虑操作：①口腔及上下颌骨创伤。②咽部气道占位性病变。③喉头水肿、气管内异物、哮喘、咽反射亢进患者。④门齿有折断或脱落危险的患者。⑤呕吐频繁者。

（三）操作方法

1. 物品准备

选择适当的口咽部通气管，其长度应在口咽部到耳垂或下颌部之间。因为口咽通气管很短，不能通过舌根，不能打开气道，所以要注意宁可长不可短，宁可大不可小。

2. 患者准备

将昏迷患者平放在床上，帮助患者采取卧位，头部向后仰，使上气道的口咽喉二轴线尽可能交叠。清理口鼻和咽喉，使气道畅通。

3. 操作步骤

置管方法分为两种：直接放置法和反向插入法。

（1）直接放置法：在平放过程中，可以借助压舌器的帮助，将口咽通气管中的咽弯部沿着舌面向上咽部推进，使舌根与口咽后壁分离。

（2）反向插入法：将口咽通气管的咽弯曲部分向患者的腭方向插入，在其内侧靠近口咽部（也就是已经经过了悬雍垂）时，将其180°转动，并向下推，在患者吸气的时候，将其朝下推，使其下方压着舌头根部，上方压着口咽部后方。尽管反向插入法的操作难度要高于直接放置法，但是它在开放气道和改善通气方面更加可靠。对于处于昏迷状态的患者来说，操作者可以用双手的拇指和示指将患者的上唇齿与下唇齿分开，另一只手将口咽通气管从后臼齿处插入，在操作过程中要注意动作轻柔。口咽通气管的正确定位是：它的末端在上咽，舌根与口咽后壁分开，并保持下咽至声门处的气道畅通。

4. 导管固定

妥善固定导管，防止导管移位及滑脱。

（四）注意事项

1. 保持管道通畅

为了避免出现误吸、窒息等情况，应及时清除患者呼吸道内的分泌物，同时还要注意观察是否存在气管内管脱落、堵塞气道等情况。

2. 加强呼吸道湿化

口咽通气管的外口可以用一块生理盐水纱布覆盖，这样不仅可以湿化气道，还可以避免吸入外来的尘埃。

3. 监测生命体征

严密观察病情变化，随时记录，并备好各种抢救物品和器械，必要时配合医生行气管内插管术。

二、鼻咽通气管置入术

鼻咽通气管（nasopharyngeal airway，NPA）是从患者鼻腔插入到咽腔的一个类似气管插管的软管道。作为一种常规的通气工具，鼻咽通气管适用于舌后坠所致呼吸道梗阻的患者。由于其时咽喉部的刺激性较口咽通气管小，清醒、半清醒或浅麻醉患者更易耐受。

（一）适应证

（1）各种原因引起的不完全呼吸道梗阻，不能使用或耐受口咽通气管或使用口咽通气管效果不佳者。

（2）患者的牙齿必须紧闭，不能用口吸痰，避免反复经鼻腔吸痰造成鼻腔黏膜损伤。

（二）禁忌证

（1）凝血功能异常，鼻腔有出血或有出血倾向者。

（2）鼻腔各种疾患，如鼻息肉、鼻腔畸形、鼻外伤、鼻腔炎症等，影响导管置入者。

（3）颅底骨折、有脑脊液耳鼻漏者。

（三）操作方法

1. 物品准备

根据不同的情况选用不同型号的鼻咽通气管，根据通气管的外径与患者鼻孔的内腔进行对比，选用的管子尽量大，且容易从鼻腔穿过，其长度是从鼻尖到耳垂的距离。

2. 患者准备

患者取仰卧位，观察其神志、鼻腔、呼吸及血氧饱和度的情况，选择通畅一侧鼻腔。

3. 操作方法

清洁并润滑一侧鼻腔、鼻咽通气管外壁，将鼻咽通气管弯度朝上、弧度向下，沿垂直鼻面部方向缓缓插入鼻腔，直至通气管的尾部到达咽部，插入深度 13～15cm。有条件者，可给予 1% 麻黄碱及丁卡因滴鼻，收缩血管及表面麻醉。

4. 再次评估气道是否通畅

以解除舌后坠、鼾声消失、呼吸通畅为标准。

5. 固定

置管成功后妥善固定以免脱出。

三、喉罩置入术

喉罩（laryngeal mask airway，LMA）是介于面罩和气管插管之间的一种新型维持呼吸道通畅的装置，覆盖于喉的入口，可以行短时的机械通气的技术。

（一）适应证

（1）短时的外科手术。

（2）困难气道，估计难以气管内插管的患者。

（3）由于颈椎运动障碍导致的气道异常，不适合使用喉镜或气管插管。

（4）紧急情况下人工气道的建立和维持。

（二）禁忌证

（1）张口度＜1.5cm。

（2）存在增加胃内容物反流和呼吸道误吸危险者，如未禁食、饱胃、肥胖、怀孕超过14周、多处或大的创伤、急性胸腹部外伤、禁食前使用过阿片类药物、肠梗阻、食管裂孔疝等。

（三）操作方法

1. 用物准备

根据年龄和体型选择合适的喉罩，具体如表4-1所示，行漏气检查。另备注射器、固定用胶布、吸引装置等。

表4-1 喉罩型号

患者年龄 / 体形	LMA 刊号	套囊容量 /mL
新生儿 / 婴儿＜5kg	1	4
婴儿 5 ～ 10kg	1.5	7
婴儿 / 儿童 10 ～ 20kg	2.0	10
儿童 20 ～ 30kg	2.5	14
儿童 30kg 及体形较小的成人	3.0	20
一般成人	4.0	30
体形较大成人	5.0	40

2. 患者准备

操作前患者禁食，取平卧或侧卧位，清除口腔、气道分泌物，保持气道通畅。

3. 操作步骤

（1）患者头部伸展，颈部屈曲，小心将喉罩尖端紧贴硬腭。

（2）用食指沿硬腭和软腭向头侧方向压住喉罩。

（3）用食指保持对喉罩头侧的压力，送入喉罩至下咽基底部直至感到有明显阻力。

（4）用另一手固定导管外端，退出示指，充气使喉罩自行密闭，可见导管自行向外退约1.5cm。

四、环甲膜穿刺术

环甲膜穿刺术（cricothyroid membrane puncture）是在确切的气道建立之前，迅速提供临时路径进行有效气体交换的一项急救技术，是通过施救者用刀、穿刺针或其他任何锐器从环甲膜处刺入，建立新的呼吸通道，快速解除气道阻塞和（或）窒息的急救方法。在气管插管失败或者面罩透气不足的情况下，在紧急情况下以非手术的方法进行通气支持，可以使用环甲膜穿刺来进行辅助呼吸。

（一）适应证

（1）急性上呼吸道完全或不完全阻塞，特别是声门区全阻塞，患者呼吸困难，无法行气管切开术，无法建立人工气道的患者。

（2）对下颌紧闭的经鼻插管不成功的患者，为其他喉部或气管内的手术做准备。

（3）通过气道给药。

（二）禁忌证

有出血倾向的患者。

（三）操作方法

1. 用物准备

环甲膜穿刺针或 16 号抽血用粗针头，T 形管、吸氧装置。

2. 患者准备

患者取平卧位或者斜坡卧位，头部保持正中，尽可能使颈部后仰。

3. 操作方法

用常规方法对甲膜区皮肤进行消毒。确定出穿刺的位置后，用左手食指在环状软骨层和甲状软骨层中间可摸到一处凹陷处，这就是环甲膜。用左手食示指和拇指将这里的皮肤固定住，右手持针在环甲膜上垂直下刺，通过皮肤、筋膜及环甲膜，当出现落空感的时候，挤压双侧胸部，从针头处有气体逸出，或者用空针抽吸容易抽出的气体，患者会出现咳嗽，所以要将针头固定于垂直位置。以 T 形管的上臂可与针头连接，下臂与氧气相连，还可以用左手固定穿刺针头，用右手示指间隙堵住 T 形管上臂的另一端开口，进行人工呼吸。同时还可以按照穿刺的需要，进行其他操作，如注射药剂等。

4. 术后处理

整理用物，医疗垃圾分类处置，并作详细穿刺记录。

（四）注意事项

（1）环甲膜穿刺仅仅是呼吸复苏的一种急救措施，不能作为确定性处理。因此，在初期复苏成功、呼吸困难缓解、危急情况好转后，应改作气管切开或立即做消除病因的处理（如清除异物等）。

（2）进针不宜过深，避免损伤气管后壁黏膜。

（3）环甲膜穿刺针头与 T 形管接口连接时，必须连接紧密不漏气口

（4）穿刺部位若有明显出血应及时止血，以免血液流入气管内。

五、气管内插管术

气管内插管是一种特殊的技术，它是一种特殊的导管，可以通过口腔或鼻腔的方式将导管直接插入到气管中。主要是为了将呼吸道分泌物或异物清除干净，缓解上呼吸道阻塞，从而进行有效的人工呼吸，提高肺泡有效通气量，降低气道阻力，为气道雾化或湿化创造良好的环境。

根据气管插管时的路径不同可分为经口气管插管术、经鼻气管插管术、经纤维支气管镜插管术。还可根据气管插管时是否利用喉镜暴露声门，分为明视插管和盲探插管。临床上急救中最常用的是经口气管插管术。

（一）适应证

（1）呼吸心搏骤停行心肺脑复苏者。

（2）呼吸衰竭需有创机械通气者。

（3）呼吸道分泌物不能自行咳出而需直接清除或吸出气管内痰液者。

（4）误吸患者插管吸引，必要时作肺泡冲洗术者。

（二）禁忌证

气管插管没有绝对的禁忌证。然而，当患者有下列情况时应慎重考虑操作：①喉头水肿或黏膜下血肿、急性喉炎、插管创伤引起的严重出血等。②颈椎骨折或脱位。③肿瘤压迫或侵犯气管壁，插管可导致肿瘤破裂者。④面部骨折。⑤会厌炎。

（三）操作方法

1. 物品准备

备气管插管盘、内窥喉镜、气管导管芯、牙型、注射器、吸痰管、吸引器、呼吸面罩及呼吸气囊、开口器等。

喉镜：有成人、儿童、幼儿三种规格；镜片有直、弯两种类型，常用为弯形片，因其在暴露声门时不必挑起会厌，可减少对迷走神经的刺激。

气管导管：多采用带气囊的导管，婴幼儿选用无气囊导管。导管内径（ID）标号为 2.5 ～ 11.0mm，每一号相差 0.5mm。导管的选择应根据患者的性别、体重、身高等因素决定，

紧急情况下无论男女都可选用 7.5mm。

小儿气管导管内径的选择，可利用公式初步估计：导管内径（mm 年龄）=4.0+ 年龄（岁）

2. 操作方法

（1）检查用物：插管前检查所需物品齐全、性能良好，如喉镜光源、导管气囊等。

（2）选择导管、置入管芯：确保管芯位于离气管导管前端开口 1cm 处。

（3）暴露会厌：操作者左手持咽喉镜，从右嘴角斜形置入。镜片抵咽喉部后转至正中位，将舌体推向左侧，这时可以看到悬雍垂（这是声门暴露的第一个标志），再顺着舌背向下移动，直到舌根，再向上移动，可看到会厌的边缘（这是声门暴露的第二个标志）。

（4）显露声门：在观察到会厌边缘后，如果使用弯曲的喉镜，可以再稍微向下一点，将喉镜的前端放在会厌与舌根部的交界处，再向上提起喉镜，就可以看见声门了（请注意，支撑的位置是左手腕，不要用上门齿）。当喉镜没有达到这里就上提镜片的时候，因为会厌不能抬起，舌体隆起挡住了声门，这样就会对操作造成很大的影响，声门会呈现出白色，而透过声门可以看到深黑色的气管，而在声门之下是食道黏膜 ，它呈现出鲜红色，并且呈关闭状态。

（5）插入导管：右手持已经润滑好的气管导管，正对着声门，在吸气结束时（声门打开时），轻轻将导管插入过声门约 1cm，然后快速拔出管芯，继续将插管向气管深处转动，插管的长度为 4～6cm，儿童 2～3cm。

（6）确认导管在气管内：安置牙垫，拔出喉镜轻压胸廓导管门，感受空气的流动，用呼吸机按住胸部，观察胸部的起伏，听诊肺部的呼吸音是为对称的，如果条件允许，可监测二氧化碳浓度波形图，确认和监测气管插管位置是否正确。

3. 固定

确定导管在气管内后 JUK 胶布妥善固定导管和牙垫。

4. 气囊充气

采用最小闭合容积法或最小漏气技术对气囊进行充气，直至通气时气囊周围无漏气，或测量气囊压力不超过 25～30cmH_2O，以此决定注入气囊的气体量，一般需注入 5～10mL 气体连接人工通气装置。

5. 吸引

吸痰管连接吸引器，试吸引导管内的气道分泌物，了解呼吸道通畅情况。

（四）注意事项

（1）插管前检查气管插管用具是否齐全适用，根据患者年龄、性别、身材、插管途径选择合适的导管。检查喉镜灯泡是否明亮、气囊有无漏气，准备胶布。

（2）气管插管后患者取平卧位，头部稍后仰，每隔 2 小时翻身，转动头部，以改变气管的压迫部位，防止局部黏膜损伤翻身或搬动时，一定要观察胸部呼吸幅度，监听肺部呼吸音，以确定有无插管脱出或滑入右主支气管。

（3）注意气囊的充气与定时放气，若充气过度或时间过长，则气管壁黏膜可因受压发生缺血性损伤，导管留置期间每 4 小时放气 1 次，放气 5 ～ 10 分钟后再充气。

（4）气管插管吸痰时，应戴无菌手套，严格执行无菌操作，防止造成呼吸道感染。

（5）加强口腔护理，保持鼻腔、口腔清洁，用液状石蜡防止干燥。

（6）注意并发症观察，如气管插管后引起喉炎、喉水肿、声带麻痹、呼吸道炎症、牙齿松动或脱落、黏膜出血、呛咳、喉痉挛、支气管痉挛、血压升高、心律失常，甚至心搏骤停等。

六、气管切开术

气管切开术是指切开颈段气管前壁，插入气管套管，建立新的通道进行呼吸的一种技术。它可以维持气道通畅，减少气道阻力，有利于减少呼吸道解剖无效腔，保证有效通气量。气管切开术分常规气管切开术、经皮气管切开术。气管切开术是为了建立气道而在气管处所行的手术切口，也称之为外科气道或者"气管"。是比较复杂、费时的外科操作，在紧急状况下不宜使用。

（一）适应证

1. 喉阻塞

由于喉部发炎、肿瘤、外伤、异物、疤痕等原因所致的严重喉咙阻塞和呼吸困难，如果病因不能在短时间内得到解决，就必须进行气管切开。

2. 下呼吸道分泌物潴留

下呼吸道分泌物潴留主要是由严重颅脑损伤、呼吸道烧伤、严重胸部外伤、颅脑肿瘤、昏迷、神经系统病变等因素所致，需要进行气管切开，以保证气道通畅。

3. 预防性气管切开

在一些口腔、鼻咽、颌面、咽、喉部的大手术中，可以做气管切开，以达到全身麻醉的目的，避免血液流入下呼吸道，保证术后呼吸道通畅。破伤风患者很可能会引起喉部痉挛，为了防止出现窒息的情况，可以进行气管切开。

（二）禁忌证

（1）严重出血性疾病。

（2）下呼吸道占位而致的呼吸困难。

（3）颈部恶性肿瘤。

（三）操作方法

1. 常规气管切开术

（1）物品准备。

气管切开手术包，不同型号气管套管，其他如吸引器、吸痰管、吸氧装置以及必备的抢救药品等。

（2）操作。

体位：让患者保持仰卧的状态，双肩下垫一小枕头，下巴应与颈静脉切迹（胸骨上切迹）保持正中的位置，为显露及找到气管做准备。因呼吸困难而无法仰卧时，患者也可以采用坐姿或半坐姿，头部略微后仰。小儿应由助手协助固定其头部。

消毒、铺巾、物品检查：下颌骨下缘至上胸部皮肤常规消毒，操作者戴无菌手套，铺无菌巾。检查气管切开包内器械及气管套管气囊是否漏气。

局部麻醉：以 1% ～ 2% 利多卡因作切口处局部浸润麻醉，如情况紧急或患者深昏迷，麻醉可不必考虑。

暴露气管：操作人员用左手大拇指、示指固定咽喉，从甲状软骨下缘到胸骨上窝，沿着颈部正中线切开皮肤与皮下组织（切口长 4 ～ 5cm），用止血钳自白线上将两边的胸骨舌骨肌与胸骨甲状肌分开，并用牵引钩将分开的肌肉分别向两边牵引，使气管前壁露出在开放区的同时，要注意两边的牵引钩用力一致，同时要不时地用手指接触环状软骨与气道环，使手术一直沿着气管前中线进行。不能确认时，可用注射器穿刺，抽出气体即为气管。这在儿童尤为重要。

气管切口：用刀尖挑开第 2、第 3 或第 3、第 4 气管环，不得低于第 5 气管环撑开气管切口，吸出气管内分泌物及血液。

置入气管套管：将合适尺寸的管芯插入气道插管，然后将管芯拔出，插入内管之中。

固定套管：用手固定气管套筒，防止由于患者出现剧烈的咳嗽而脱落，将套筒插入后，用一根手指粗细的带子固定住，为了防止套筒脱落，可以在刀口上缝 1 ～ 2 针。最后，在创面与插管之间垫上一条纱布，然后在插管管口外上覆盖一条单层无菌湿纱布。

2. 经皮气管切开术

经皮气管切开是一种新型的气管切开技术，它具有简单、快速、安全、创伤小等特点，在一定程度上替代了传统的气管切开方式。

（1）用物准备。一次性 Purtex 工具包：包括手术刀片，穿刺套管针、注射器、导丝、扩张器、特制的尖端带孔的气管扩张钳及气管套管。

（2）患者准备。患者体位及麻醉同常规气管切开术。

（3）操作方法。①定位：在第 2、第 3 气管环之间或第 3、第 4 气管环之间的正前方。

②在气管内插管前，给予氧气，监测血氧饱和度、心电图、血压等指标，同时进行吸痰。如果有气管插管，首先要把气囊放气，然后把气管导管收回到喉咙的入口，给它充气，然后再把它封住。③对皮肤进行消毒和铺巾。④在所选的导管位置，于皮肤上做一横、纵两条长度为 1.5cm 左右的直立切口，用小指或气管扩张钳钝性分离皮下组织。⑤用注射器将针头插入，抽取 5mL 的生理盐水或者 2% 的利多卡因，沿着中线刺入，直到有气泡出现，才能确定是不是已经通入了气管。拔出针头，将其放入穿刺管。把导丝放入导管，导丝伸入 10cm 左右，拔出导管。此时，大部分患者都会下意识的咳嗽。⑥气管前壁扩张：应用扩张器沿导丝对气管前部和气管前部进行扩张，然后应用扩张钳顺着导丝对两个部位进行扩张，并将扩张钳取出。当气管的前壁发生膨胀时，可能会有气体通过皮肤的切口漏出。⑦置入气管套管：将气管插管沿着导丝伸入气管内，拔出管芯和导丝，将吸引管插进气管内，确认气道畅通，然后对气囊进行充气。⑧将气管套管固定好，对创口进行包扎，并进行外用物品的清理。

（四）注意事项

1. 术前

（1）为了防止呼吸抑制加剧，在手术前应避免过度使用镇静剂。

（2）床边应备好氧气、吸引器、急救药品、气管切开包等，以及另一同号气管套管，以便在气管插管发生阻塞或脱落时使用。

2. 术中

（1）切口应沿着中线进行，切面不应比第 2 气管环高，也不应比第 5 气管环低。避免出现大出血的情况，尽量不要伤害到颈部两侧的大血管和甲状腺。

（2）气管插管必须牢固，插管太松容易脱落，插管太紧会影响血液循环。

3. 术后

（1）防脱管窒息：套管一旦脱出，应立即将患者置于气管切开术的体位，用事先备妥的止血钳等器械在良好照明下分开气管切口，将套管重新置入。

（2）保持气管套管通畅：手术初观察切口出血情况，随时清除套管内、气管内及口腔内分泌物。每日定时清洗内管，煮沸消毒数次（如使用一次性硅胶导管则不需煮沸消毒）。

（3）保证下呼吸道的畅通：使空气湿润，并在房间内保持适宜的温度（约 22℃）、湿度（相对湿度 90% 以上），避免因分泌物干燥而堵塞管道，或降低下呼吸道感染概率。在管口用 1 ～ 2 层生理盐水纱布封住管口，既湿润又防止灰尘。在适当的时候，可以将少量的无菌生理盐水、糜蛋白酶溶液等用来稀释痰液，方便咳出。

4. 防止意外拔管

对患者给予关怀、体贴和安慰。患者在气管切开后无法发出声音，可以通过文字交流或肢体语言来表达，防止意外拔管，如果有需要，可以采取保护性约束措施。

第二节 气道异物清除术—海姆立克手法

由于气道内有异物堵塞，发病突然，情况危急，在事故发生时，常缺少必要的急救设备，因此，徒手施救是事故发生时最常用的急救方法。及时、恰当的抢救方法和步骤对抢救患者的生命起着至关重要的作用。海姆立克手法主要是通过对膈肌下施加一个向上的压力，将肺部剩余的空气迅速送入气管，从而将堵塞气管的食物或者异物排出体外。对于因食物或异物卡喉引起的窒息，该方法简单而有效。

一、海姆立克征象

对异物堵塞呼吸道的判断：①有清醒意识的人，在吃东西的时候，会突然剧烈地咳嗽，呼吸困难，或者说不出话、不能咳嗽，会露出痛苦的表情，并且会用手掐住自己的脖子，表示自己很痛苦，并且会向别人求助。②亲眼看到异物被吸入的人。③对处于昏迷的患者来说，虽然开放了气道，但仍不能顺利地进行通气。

在上述情况下，患者会表现出一种特殊的"类似于窒息的痛苦表情"（用手捂住喉咙的"V"型动作），这就是海姆立克征象。此时应立即询问"你卡着了吗？"如患者点头表示肯定，即可确定发生了呼吸道异物阻塞。如无以上表情，但观察到患者具有不能说话或呼吸，面色、口唇青紫，失去知觉等征象，也可判断为呼吸道异物阻塞，应立即施行海姆立克手法施救。

二、海姆立克手法

（一）自救法

主要是用于神志清醒的成人。

1. 咳嗽法

在自主咳嗽时，会产生比人工咳嗽大 4～8 倍的气流压力，可以帮助患者排出呼吸道内的异物。当异物只引起不完全性呼吸道阻塞，但患者还能发声、说话、有呼吸、有咳嗽的时候，可以让患者自主咳嗽，尽量呼吸，做任何能促进异物排出的动作。

2. 腹部手拳冲击法

让患者一只手握住拳头（大拇指在外）放在上腹部，相当于脐上，离开剑突处，另一只手紧紧握住拳头，用力向内、向上进行 4～6 次的快速连续冲击。

3. 上腹部倾压椅背法

患者快速把上腹按在椅子背、桌子角、扶手铁杆等硬物上，再做迅猛向前倾压的动作，引起人为的咳嗽，如此反复，直到异物吐出为止。

（二）他救法

1. 神志清楚的成人

对于因异物卡喉而造成的气道梗阻，采用下列方法：患者取站立或坐位，救人者站立于患者背后，双手环绕患者腰间。一只手握拳，大拇指对腹，放在剑突下方，在肚脐上，另一只手握紧拳头，迅速向内，向上挤压腹部6～8次，从而形成人为咳嗽。注意用力的方向，不能挤压胸腔，因为撞击的力量只局限在双手上，避免伤害到胸腔或腹部的器官。反复进行，直到异物完全排出为止。

2. 神志昏迷者

让患者平躺，头部向后仰，打开呼吸道。施救者可以用双膝坐跨在患者的髋部，将一只手的掌根放在剑突下与脐上的腹部，另外一只手交叉叠加在上面，利用自己的体重，迅速向上对腹部进行6～8次的冲击，反复进行，直到异物排出。

三、呼吸道异物现场急救

（一）简单询问

病史初步确定异物的种类、大小以及发生呼吸道阻塞的时间等。

（二）体格检查

主要检查患者意识状态、面色及口唇颜色等，初步确定患者的病情。

（三）估计阻塞的种类

观察患者有无呼吸、咳嗽、说话，有无充分的气体交换，判断患者的气道是否完全堵塞。

（四）急救处理

一旦对疾病的严重程度做出了初步的判断，就应该立刻采取以下行动：①如果患者还能说话，还能呼吸，还能咳嗽，那就是只有局部的气道堵塞，还有足够的空气交换。这个时候应该让患者尽可能地呼吸并主动咳嗽，有些患者还可以将异物咳出来。②如果确定患者已经出现了局部气道堵塞，通气差，或者是完全气道堵塞，那么要快速的用拍背的方法进行6～8次拍打，然后再用手掌进行6～8次打击，这样可以重复进行多次，直到气道堵塞消失。③若患者神志不清，应立即将患者置于仰卧位，采用上举头颅／下颌的方法开启气道。然后进行6～8次手拳冲击，在此期间可以用手指将异物清除。如异物取出顺利，气道通畅，则实施人工呼吸，待患者可以进行自主呼吸后，再进行转送；如果不成功，则反复手拳击，进行人工呼吸，直至异物排除。因气道堵塞具有突发性、复杂性等特点，应根据具体情况，采取不同的治疗方法及步骤。

第三节 球囊—面罩通气

球囊—面罩也被称为简易呼吸器，它是一种用于进行人工通气的简单设备，它的供氧量比口对口人工呼吸要高，而且使用起来也很方便，特别是在病情严重的时候，在没有及时进行气管插管的情况下，可以用它来给患者提供充足的氧气，同时也可以缓解患者体内的缺氧状况。简易呼吸器由一个有弹性的球囊、三通呼吸活门、衔接管和面罩组成，在球囊后面空气入口处有单向活门，以确保球囊舒张时空气能单向流入其侧方有氧气入口，有氧气条件下可自此输氧。

一、适应证

主要用于途中、现场或临时替代呼吸机的人工通气。

二、禁忌证

（1）中等以上活动性咯血。

（2）面部外伤或严重骨折。

（3）大量胸腔积液。

三、操作方法

（一）物品准备

选用适当的面罩，才能获得最好的使用效果，要在外面接入氧，把氧流量调整到氧气储气袋内充满氧气（含氧量 10～15L/min）。

（二）患者准备

取仰卧，去枕、头后仰体位。

（三）操作方法

打开呼吸道，将口腔内的假牙和喉咙内的所有可以看到的东西都清理干净，并解开患者的领子。手术方式可分两种，一种是单人操作法，另一种是双人操作法。

1. 单人操作法（EC 手法）

操作人员坐在患者的头部后面，把患者的头往后靠，把患者的下巴固定使其朝上，保持呼吸道畅通。将面罩扣在患者的口鼻处，用一手拇指和食指成形按压面罩，中指和无名指置于下颌下缘，小指置于下颌角后面，保持面罩的适度密封，用另外一只手均匀地挤压球囊，送气时间为 1s 以上，将气体送入肺中，待球囊重新膨胀后再开始下一次挤压，保持适宜的吸气 / 呼气时间。在气管内插管或是气管切开的患者，在使用简单的呼吸装置时，要把痰吸干净，然后再使用。

2. 双人操作法

由一人来固定或按压面罩，操作人员分别将双手的拇指和示指放在面罩的主体上，中指和无名指放在下颌下缘，小指放在下颌角后面，将患者下颌向前拉，伸展头部，畅通气道，保持面罩的适度密封，然后由另一个人挤压球囊。

第四节　除颤

心脏电复律是利用电流对异位心律失常进行干预，使其恢复到窦性心律的一种操作方法。按发放脉冲与 R 波相一致与否，可将其划分为同步电复律和非同步电复律两种。同步电复律是指除了心室颤动之外，还可以启动同步触发设备。它可以在不使用同步触发设备的情况下，在任何时候都可以进行放电，这是一种非同步电复律，也就是所谓的除颤。根据电极板放置的位置，除颤还可分为体外和体内两种方式，后者常用于急症开胸抢救者，本节主要阐述人工体外除颤。

除颤的原理是将高能脉冲电流直接传递到心脏，在较短的时间内，对所有或大部分的心肌细胞进行去极化，并抑制其电位兴奋性，使具有最高自律性的窦房结发放冲动，从而恢复正常的窦性心律。由于直流电的电压、电能、电脉冲宽度可控制在一定范围，比较安全自 1961 年 Lown 报告应用直流电成功转复室性心动过速以来，一直广泛应用直流电进行电除颤。

一、适应证

除颤的适应证主要是心室颤动、心室扑动、无脉性室性心动过速者。

二、操作方法

（一）物品准备

除颤仪，导电糊一支或 4 ～ 6 层生理盐水纱布，简易呼吸器，吸氧、吸痰用物，急救药品等抢救物品。

（二）患者准备

立即将患者去枕平卧于硬板床上，检查并除去身上的金属及导电物质，松开衣扣，暴露胸部。了解患者有无安装起搏器。

（三）操作步骤

1. 确定心电情况

监测、分析患者心律，确认心室颤动、心室扑动或无脉室性心动过速，需要电除颤。

2. 开启除颤仪

连接除颤仪的电源线、打开电源开关，机器设置默认"非同步"状态。

3. 准备电极板

将导线贴在电极板上，不要贴在把手上，或是用 4～6 层盐水纱布包裹电极板。

4. 正确放置电极板

（1）前一侧位：在胸骨右侧的锁骨下或 2～3 肋间（心脏底）放置一块电极板，在左腋前区的外侧或在左腋前区的第五肋间（心脏顶）放置另一块电极板。这种方法既快捷又方便，在紧急情况下也极为适用。

（2）前一后位：一个电极板在左侧心前区标准位置，而另一个电极板置于左/右背部肩胛下区。无论采用何种方式，应当能够使电极板的最大电流通过心肌，且需用较少电能，以减少潜在的并发症。

5. 选择能域

根据不同除颤仪选择合适的能量，双向波除颤仪为 120～200J（或参照厂商推荐的电能量），单向波除颤仪为 360J。儿童每千克体重 2J，第二次可增加至每千克体重 4J。

6. 充电

按下"充电"按钮，将除颤仪充电至所选择的能量。

7. 放电

在进行放电之前，应该要仔细观察电极板与皮肤的接触情况。在进行放电的时候，电极板应该紧贴着皮肤，并对其施加一定的压力，但是不能因为对皮肤的接触状况的判断，而对快速除颤产生影响。在放电之前，要再一次确定心电示波需要进行除颤，周围无任何人接触患者，喊口令："我离开，你离开，大家都离开"，然后按压"放电"按钮进行电击。注意电极板不要立即离开胸壁，应稍停留片刻。

8. 立即胸外按压

除颤后，大多数患者会出现数秒钟的非灌流心律，须立即给予 5 个循环（大约 2 分钟）

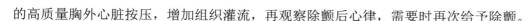

的高质量胸外心脏按压，增加组织灌流，再观察除颤后心律，需要时再次给予除颤。

9. 除颤后处理

擦干患者胸壁皮肤，关闭除颤仪，清洁除颤电极板，留存并标记除颤时自动描记的心电图纸。

三、注意事项

（1）除颤前要识别心电图类型，以正确选择除颤方式。

（2）除颤电极板放置部位要准确，局部皮肤无潮湿、无敷料。如带有植入性起搏器，应避开起搏器部位至少 10cm。

（3）导电糊涂抹均匀，两块电极板之间的距离应超过 10cm。不可用耦合剂替代导电糊。

（4）电极板与患者皮肤密切接触，两电极板之间的皮肤应保持干燥，以免灼伤。

（5）放电前一定确保任何人不得接触患者、病床及与患者接触的物品，以免触电。

第五节 动静脉穿刺置管

一、动脉穿刺置管术

动脉穿刺置管术是一种经皮穿刺动脉并留置导管于动脉（如桡动脉、肱动脉、股动脉）腔内，经此通路进行治疗或监测的方法。

（一）适应证

（1）重度休克患者需经动脉注射高渗溶液及输血等。

（2）危重患者需行有创血流动力学监测者。

（3）需反复采取动脉血进行血气分析等监测者。

（4）经动脉施行的穿刺检查或治疗，如选择桡动脉造影及左心室造影，经动脉行区域性化疗等。

（二）禁忌证

出血倾向、局部感染、侧支循环不良者。

（三）操作方法

1. 物品准备

注射盘、肝素注射液。动脉穿刺包，内含弯盘 1 个、洞巾 1 块、无菌纱布 4 ～ 6 块、5mL 注射器 1 支，动脉穿刺套管针 1 根，另加三通开关及相关导管、无菌手套、利多卡因或 1%

普鲁卡因、动脉压监测仪、其他与操作目的相关用物。

2. 患者准备

选择穿刺部位，常用股动脉、肱动脉、桡动脉等，以左手桡动脉首选。将患者肢体置于合适位置，如选择桡动脉穿刺时，置手腕于舒适位置，腕部向下弯曲30°。选择肱动脉穿刺时，置患者肘关节舒适位置，使肘部伸直，腕部外旋。穿刺股动脉时，将患者的腿部稍向外旋。

3. 操作步骤

（1）选择动脉：选择穿刺动脉，触摸动脉搏动最明显处。（2）皮肤消毒：常规消毒皮肤，术者戴无菌手套，铺洞巾。（3）局部麻醉：用1%普鲁卡因1～2ml于进针处皮肤作局部麻醉。（4）穿刺动脉：穿刺者手持动脉插管套针，将穿刺针与皮肤呈15°～30°的角度，向心脏进行穿刺，如果针尖部有心跳的感觉，说明已经触及到动脉，然后再迅速下压少量，就可以刺入动脉了。取出针芯，如见动脉血喷出，应立即将外套管继续推进少许，使之深入动脉内以免脱出，而后根据需要，接上动脉压监测仪或动脉加压输血装置等。如拔出针芯后无回血，可将外套管缓慢后退，直至有动脉血喷出；如果没有，就把套筒收回到皮下，然后插入针芯，重新穿刺，成功后将压力管与导管相连接，固定好导管。

（四）注意事项

（1）严格遵循无菌原则，局部严格消毒，以防感染。

（2）严格掌握适应证，动脉穿刺及注射术仅于必要时使用。

（3）准确判断穿刺点，穿刺点应选择动脉搏动最明显处。

（4）置管时间原则上不超过4天，预防导管源性感染。

（5）留置导管用肝素液持续冲洗，保证导管通畅，避免局部血栓形成和远端栓塞。

二、深静脉穿刺置管术

深静脉穿刺是用一种特殊的穿刺管，通过皮肤将深静脉（比如锁骨下静脉、颈内静脉、股静脉）刺穿后，将其留在深静脉内。通过这种途径来进行补液，治疗或监测患者的情况。

（一）适应证

（1）需迅速输注大量液体，纠正血容量不足、升高血压者。

（2）需长时间输注高渗性或者刺激性较强的药物及实施静脉内高营养患者。

（3）行特殊检查、监测或治疗者，如心导管检查术、血液净化、心排量监测等。

（4）监测中心静脉压者。

（二）禁忌证

出血倾向或局部皮肤破损感染者。

（三）操作方法

1. 物品准备

注射盘，深静脉穿刺包，静脉导管套件（含穿刺套管针、扩张管、导丝、静脉导管），抗凝剂（柠檬酸钠或肝素生理盐水），5mL注射器及针头，利多卡因或1%普鲁卡因，消毒液（氯己定、聚维酮碘、碘剂和70%乙醇溶液）。

2. 患者准备

（1）患者体位。

根据穿刺部位准备体位：①锁骨下静脉：首先，使患者尽可能取头低15°的仰卧位，头转向穿刺对侧，使静脉充盈，可减少空气栓塞发生的机会。重二度心力衰竭患者不能平卧时，可取半卧位穿刺。②颈内静脉：患者取头低15°～30°的仰卧位，头转向穿刺对侧。③股静脉：患者取仰卧位，穿刺侧的大腿放平，稍外旋外展。成人一般需避免选择股静脉作为中心静脉通路，因其增加了血管内导管相关感染和深静脉血栓的风险。

（2）穿刺点定位。

锁骨下静脉：一般首选右锁骨下静脉，以防损伤胸导管。可经锁骨下及锁骨上两种进路穿刺。①锁骨下进路取锁骨中、内1/3交界处，锁骨下方约1cm为穿刺点，针尖向内向同侧胸锁关节后上缘进耳，如未刺入静脉，可退针至皮下，改针尖指向甲状软骨下缘进针，也可取锁骨中点，锁骨下方1cm处，针尖指向胸骨上切迹进针。针的位置和胸壁的角度是15°～30°，通常扎进2～4cm就可以进入到静脉了。该方法操作方便，在临床上最早使用的，但是如果刺得太深，很容易造成气胸。②锁骨上进路：选择胸锁乳突肌的锁骨外缘，在锁骨上1cm的位置，针尖与锁骨和矢状面成45°角，与冠状面平行或稍向前倾斜15°角，以胸锁关节为切入点，通常在1.5～2cm的位置就能到达静脉，这条路径直接到达锁骨下静脉和颈内静脉的交汇处，穿刺的目标范围更大，成功率常较颈内静脉穿刺高，且安全性好，可避免胸膜损伤或刺破锁骨下动脉。

颈内静脉：由于右颈内静脉垂直进入上腔静脉、较左颈内静脉粗大、距颈内动脉相对较远、右肺尖稍低于左肺尖、损伤胸膜的可能性小、胸导管位于左侧等原因，临床上往往首选右颈内静脉穿刺。

股静脉：先摸出腹股沟韧带和股动脉搏动处。在腹股沟韧带内、中1/3的交界外下方二横指（约3cm）处，股动脉搏动点内侧约1cm处，定为穿刺点。

3. 操作步骤

（1）操作前用物检查与准备。

检查中心静脉导管是否完好，用生理盐水冲洗，排气备用。

（2）穿刺部位准备。

确定穿刺部位，常规消毒皮肤，铺洞巾。

（3）局部麻醉。

利多卡因或 1% 普鲁卡因 2 ～ 4mL 局部浸润麻醉。

（4）穿刺。

取抽吸有 0.9% 氯化钠溶液 5mL 的注射器，连接穿刺针，按上述穿刺部位及方向进针，入皮下后应推注少量 0.9% 氯化钠溶液，将可能堵塞于针内的皮屑推出，然后边缓慢进针边抽吸，至有落空感并吸出暗红血液，提示已进入静脉。

（5）置管。

①置入导丝：从穿刺针的尾端置入手丝，用力得当，无阻力，深浅适度。②拔出穿刺针：注意导丝不要一并拔出，沿导丝进扩波器，捻转前进。③置导管：沿中丝置导管，一般插入深度不超过 12 ～ 15cm，必须使导丝能伸出导管尾端。④拔出导丝。

（6）固定。

抽吸回血顺利后，肝素盐水封管、缝合固定，使用无菌纱布或透明敷料覆盖置管部位。

（7）观察有无渗血。

（四）注意事项

（1）避免反复多次穿刺，以免形成血肿。

（2）对于短时间内留置导管的患者，换纱布两天一次，或一周一次，当敷料潮湿、松弛或有明显的污物时，要立即换新的。

（3）对长时间留置导管的患者，如果在严格消毒的前提下，还出现了多起与导管有关的感染，可以使用抗菌剂进行封管预防。

（4）患者有发热时，应根据临床表现判断是否有导管源性感染，在排除其他部位的感染证据或发热为非感染性因素所致后，再考虑拔管并做细菌培养。

（5）深静脉穿刺置管常见的并发症有出血与血肿、感染、血管损伤、血气胸、血栓与栓塞，导管放置期间应严密观察，一旦发现可疑征象，及时通知医生处理。

第五章 创伤的急救护理技术分析

创伤在外科领域中是需要面对的一个重要问题，对重症外伤的治疗来说，时间是最重要的，尤其是前 60 分钟，更是关系到患者的生命。所以，采用客观、科学的评估手段，对患者的生命体征进行综合、准确的评估，对患者生命体征的成功恢复起着至关重要的作用。

第一节 创伤严重程度的分类

评估创伤严重程度的方法很多，常用的有以下两种方法。

一、创伤指数（TI）

创伤指数（TI）是由柯克帕特里克（Kirkpatrick）等人根据患者的重要指标，建立的一种创伤计分法。这一评估包括五个因素，即受伤部位、损伤类型、循环状态、呼吸状态，以及意识状态。按照每一种情况的不正常程度，以四个数值 1、3、5、6 进行评分（表 5-1），最后五项得分进行总和。TI 评分为 2 ～ 9 的患者，多数情况下仅需急诊治疗；10 ～ 16 的患者，以单一系统损害居多，需要入院治疗；17 ～ 21 的患者需入院治疗，但病死率并不高，仍有一定的死亡率；得分高于 21 的，就是重伤，很有可能有生命危险。TI 操作简单，适合于对受伤人员的识别和分类。

表 5-1　创伤指数（TI）

项目	标准	评分
受伤部位	四肢	1
	背	3
	胸	5
	头、颈、腹	6

（续表）

项目	标准	评分
损伤类型	撕裂伤	1
	挫伤	3
	刀刺伤	5
	钝器或子弹、弹片伤	6
	外出血	1
循环状态	血压 60～100mmHg，脉搏 100～140 次/分	3
	血压 60mmHg，脉搏＞140 次/分	5
	脉搏＜55 次/分	6
	胸痛	1
呼吸状态	呼吸困难	3
	发绀	5
	呼吸停止	6
意识状态	倦睡	1
	昏睡	3
	浅昏迷	5
	深昏迷	6

二、病、伤严重度指数（IISI）

这一指数包括八个方面的数据：脉搏、血压、皮肤色泽、呼吸、意识水平、出血、受伤部位、受伤类型（表5-2）。急诊工作人员首先要对患者进行分别评分，并把总评分打出来，如果患者有最近的疾病史，或者是年龄在 2 岁以下、60 岁以上的患者，则会在总分上再加上 1 分。这一指标不但适用于外伤，也适用于其他患者的急诊评估。

临床的分类大致如下：

（1）创伤：总得分 0～6 为轻微，7～13 为重伤，14～24 为危重，25 分以上有生命危险。

（2）其他患者：0～3 分可以免入院治疗，4～6 分需要住院治疗，7～11 分需要进行监测或手术治疗，12 分以上的患者则有生命危险。

通过评分把危险的重伤员和一般伤员分开，进行急救，以提高危重伤员的救治率。

5-2 病、伤严重度指数（IISI）

项目	0	1	2	3	4
脉搏（次/分）	60～100	100～140 或＜60	＞140 或不规则	无	
血压（mmHg）	100～150/60～90	80～100/90～120	＜80/＞120	无	

（续表）

项目	0	1	2	3	4
皮肤色泽	正常	淡红	苍白／潮湿	发绀	
呼吸（次／分）	16～20	≥20	＜12；费力胸痛	无自主呼吸	
意识水平	回答切题，能应答	语无伦次，反应迟钝	难叫醒	丧失	
出血	无出血	能止血	止血困难	出血未止	
受伤部位		四肢	背	胸	头、颈、腹
受伤类型		撕裂、挫伤	骨折	刺伤	钝挫伤、投射挫伤

第二节 头部创伤护理技术

一、头部创伤分类

头部创伤分为头皮损伤、颅骨骨折及脑损伤，三者可单独发生，也可合并存在。按病变的部位分类如下。

（一）头皮损伤

分为头皮裂伤、头皮下血肿和头皮大面积撕脱伤等。

（二）颅骨骨折

根据其发生位置，可分为颅盖骨折与颅底骨折；根据骨折的类型，可将其分成线形骨折和凹陷骨折两类；根据骨折处是否与外界相通，可将其分为闭合性骨折和开放性骨折两种类型。颅骨骨折的严重性并不在于骨折的本身，而在于可能同时存在颅内血肿和脑的损伤而危及生命。

（三）脑损伤

脑损伤包括脑膜、脑组织、脑血管、脑神经等部位的损伤。按照其出现的时机及原因，可将其划分为两类：一类是原发性脑损伤，另一类是继发性脑损伤。前者是指脑部受到外力冲击后，立刻产生的脑损害，如脑震荡、脑挫裂伤等；后一种是由于脑水肿、颅内血肿等原因造成的。根据脑部受伤后与外界的相通情况，可以将其划分为两种类型，一种是闭合性脑损伤，另一种是开放性脑损伤。

二、病因与发病机制

头部受到钝物撞击，经常会出现挫伤，不规则的撕裂，或者是头颅血肿；利器所致的伤口多为整齐的切口；辫子卷进机器里会造成撕裂伤。单独的头部外伤通常不会造成很大的后遗症，但是由于头部的血液供应非常丰富，在受伤后很容易出现出血的情况，进而造成休克。头颅骨折是由外力对头颅造成的打击所致。当一个外力作用在头部时，颅骨就会产生弯曲变形的情况；这个外力作用消失之后，颅骨进行回弹；但是如果这个外力作用较大，对颅骨造成的变形超过了其回弹的范围，就会造成颅骨的骨折。

造成脑损害的原因是多方面的。目前普遍认为，导致脑损伤的主要原因有两个：①头部受到外力的影响，即头盖骨凹陷、快速反弹或断裂所致的大脑损害。②在受到外力作用的一刹那，大脑和头盖骨的相对运动所致的脑损伤，可以出现在受力的部位，称之为撞击伤；也可以出现在受力的另一面，叫作对冲伤。两个因素对加速损伤与减速损伤的影响是不同的。加速损伤以前者为主，减速损伤则两者都有影响，压力、牵张、滑移或负压吸吮等都会对脑组织造成损害。

三、临床表现

（一）颅骨骨折

1. 颅盖骨折

线形骨折通常伴发头皮外伤，当软组织内有大量出血时，一般可以通过触诊来确诊，而较小的凹陷则需要 X 线检查来确诊。在颅骨塌陷性骨折中，可对颅骨造成压迫，并伴有颅内血肿。

2. 颅底骨折

颅底骨折多为强烈间接暴力引起，常伴有硬脑膜撕裂引起脑脊液外漏或颅内积气，一般视为开放性骨折。依骨折的部位不同可分为颅前窝、颅中窝、颅后窝骨折，主要表现为皮下或黏膜下瘀斑、脑脊液外漏和脑神经损伤三个方面。三种颅底骨折的临床表现，具体如表 5-3 所示。

表 5-3　三种颅底骨折的鉴别表

骨折部位	皮下或黏膜下瘀斑	脑脊液漏	脑神经损伤
颅前窝	眶周、球结膜下（熊猫眼征）	鼻漏	嗅神经、视神经
颅中窝	耳后乳突区咽黏膜下	鼻漏和耳漏	面神经、听神经
颅后窝	耳后及枕下区	无	第9～12对

（二）脑损伤

1. 脑震荡

受伤后会有短暂的意识丧失，通常情况下不会超过 30 分钟，并且会出现面色苍白、出冷汗、血压下降、脉缓、呼吸浅慢、瞳孔变化等症状。在意识恢复之后，对受伤时甚至受伤前一段时间内发生的事情不能回忆起来，但是对过去的事情却能记得很清楚，这就是所谓的逆行性健忘。醒来后会出现头痛、头晕、恶心呕吐、失眠、情绪不稳定、记忆力减退等症状。一般可持续数日或数周。

2. 脑挫裂伤

不同部位、不同范围、不同程度的脑挫裂伤，其临床症状差异很大。病情轻的人只会出现轻度的症状，严重的人会陷入深度昏迷，甚至很快就会死亡。

（1）意识障碍。

意识障碍是脑挫裂伤是最常见的一种症状，患者在受伤后会立刻陷入昏迷状态，昏迷的时间从30分钟到几个小时、几天甚至几个月都有可能，严重的还会有长时间的持续昏迷。

（2）头痛、呕吐。

是脑挫裂伤最常见的症状，在伤后1～2周内最明显，以后逐渐减轻，可能与蛛网膜下隙出血、颅内压增高或脑血管运动功能障碍有关。

（3）生命体征改变。

轻度和中度脑挫裂伤患者的血压、脉搏、呼吸多无明显改变。在严重的脑挫裂伤中，会因为脑水肿或颅内出血而导致颅内压升高，患者会出现血压升高、脉搏减慢、呼吸深而缓慢等症状，严重时会导致呼吸、循环功能衰竭。伴有下丘脑损伤的患者，可能会有持续性的高热表现。

3. 颅内血肿

在头部外伤后，如果是原发性脑损伤者，首先会有脑震荡或者脑挫裂伤的症状，如果发生了颅内血肿，就会对脑组织造成压力，从而导致颅内压升高或者是出现脑疝的情况。颅内血肿的部位不同，所表现的症状也是不同的。

（1）硬脑膜外血肿。

常因单侧颅骨骨折致脑膜中动脉破裂所致，多属于急性型。患者的意识障碍主要分为三种：①一般情况下，伤后昏迷会有"中间清醒期"，也就是在受伤后原发性脑损伤的意识障碍醒来之后，经过一段时间的颅内血肿形成，因为颅内压升高，患者会再次陷入昏迷状态。②颅内原发伤较重，伤后昏迷时间较长，且病情进展较快，可掩盖颅内血肿症状。③原发性脑损害较轻，外伤后不发生原发性昏迷的情况，但在血肿形成后才发生继发性昏迷的情况，患者在昏迷之前或昏迷期间常伴有头痛、呕吐等高颅压症状，幕上血肿大多有典型的小脑幕切迹疝表现。

（2）硬膜下血肿。

硬膜下血肿可分为：①急性或亚急性硬膜下血肿，由于常伴有脑挫裂伤、脑水肿等并发症，其临床特点是外伤后长期无意识，且无明显的"中间清醒期"，早期有高颅压、脑疝等表现。②慢性硬膜下血肿，较为少见，多见于老年患者，病程长。患者的临床表现千差万别，一般都有轻度的头部创伤史，以慢性颅内压升高为主，还可能会有间歇性的神经定位体征，还可能会出现智力下降、记忆力减退、精神失常等智力和精神方面的症状。③脑内血肿：多伴有硬脑膜下血肿，其临床表现类似于脑挫裂伤及急性硬脑膜下血肿。其主要症状是逐渐恶化的意识障碍。

四、救治原则

要对受伤人员进行重要的伤情分析，并进行系统而简单的检查，要及时对有生命危险的患者进行治疗，要尽快撤离现场。对于重度颅脑损伤的患者来说，伤后 1 小时是最好的抢救时机。首先处理窒息和出血，然后进行神经外科的专科处理。要密切关注患者的神志、瞳孔等生命体征的变化，同时要对患者进行头颅 CT 检查，明确颅脑损伤的具体原因，及时采取相应的治疗和护理措施，确保患者的脑功能能够得到最大程度的恢复。出现脑疝的要立即做术前准备。

五、救治要点

（一）急救处理

（1）对损伤情况作出快速、简明、准确的判断。

（2）急救措施：第一，维持呼吸道通畅，采取抗休克措施，失血过多的患者应立即用绷带进行止血；第二，对于有脊髓损伤或骨折的患者，应采取简单的固定措施。

（二）非手术治疗

（1）受伤程度轻微，最初的意识模糊时间不到 20 分钟，醒来后只有轻微的头痛、眩晕、恶心、呕吐，神经系统没有明显的症状，生命体征稳定，头颅平片没有明显的骨折。如果医院 CT 检查没有发现明显的异常，可以在急诊病房里待 6 个小时以上，定期监测患者的生命体征及神经体征。

（2）严重的头颅外伤，原发意识障碍时间大于 20 分钟，最多不大于 6 小时，神经症状阳性，生命体征轻微变化，有头颅特别是头颅底部骨折，但是没有明显的颅内压力升高，CT 检查阳性，但是还没有到需要紧急手术的程度，需要在医院做进一步的观察，并根据病情进行非手术治疗。

（3）受伤后病情变化很快，如出现长期无意识或很快再次无意识，出现明显的脑疝或脑干受损的征象，并有明显的生命体征变化，必须采取紧急的措施，如气管插管、机械通气、高剂量的激素、脱水、减压。有休克者，及时进行抗休克治疗，并及时纠正低血压等措施。同时要及时进行相关的检查，需要动手术的患者要及时进行手术，然后将患者转送到 ICU 进行积极治疗。

（三）手术治疗

1. 开放性脑损伤清创术

应尽早进行，最迟不应超过伤后 72 小时。其原则为由浅入深，在直视下清除一切异物、血块和失活肌组织，彻底止血，变污染创口为清洁创口。

2. 急性颅内血肿的手术治疗

要强调手术时机，尽早诊断，及时手术。

3. 外减压的应用

对严重脑损伤伴颅内高压，术前已发生脑疝，引起继发性脑干损害，清除血肿后肿胀或水肿较重、张力大、脑搏动恢复欠佳者，均应行去除骨瓣减压。

六、护理措施

（一）急救护理

在进行头部创伤急救的时候，需要让患者平卧，将头部抬高，同时还要注意保暖，避免使用吗啡缓解疼痛。当开放性脑损伤发生时，会出现脑组织从伤口挤压出来的情况，需要在外露的脑组织周边用消毒纱布卷进行保护，然后用纱布架空包扎，防止脑组织受到压迫，同时还要将受伤过程和检查出现的阳性体征、采取的急救措施以及所用的药物进行记录。

（二）一般护理

1. 体位意识

在患者清醒状态下，应采用斜坡卧位，这样有助于颅内静脉的循环。意识不清或有吞咽困难的患者，最好采取侧卧位或侧俯卧位，这样可以避免患者误吸入呕吐物或是分泌物。

2. 营养支持

昏迷患者需禁食，应采用胃肠外营养。每天输液量在 1500 ～ 2000mL，其中含钠电解质 500mL，输液速度不可过快。受伤后 3 天仍不能进食者，可经鼻胃管补充营养，应控制盐和水的摄入量。患者意识好转后出现吞咽反射时，可耐心地经口试喂蒸蛋、藕粉等食物。

3. 降低体温

高热可增加机体的新陈代谢，加剧大脑的缺氧情况，必须对其进行有效的治疗。建议在医生的指导下使用物理降温，同时服用一些退烧药物。

（三）病情观察

根据病情，观察生命体征、意识、瞳孔、神经系统体征等情况，观察有无剧烈头痛、频繁呕吐等颅内压增高的症状。

1. 意识状态

反映大脑皮质和脑干的功能状态。评估时，采用相同的语言和痛刺激，对患者的反应进行动态分析，来评估患者是否存在意识障碍，以及存在意识障碍的程度。受伤后出现短暂的昏厥是一种常见的大脑损伤；受伤后出现昏迷、意识模糊等症状，可能是由于颅内压力升高而引起的脑疝；当一个烦躁不安的人突然昏昏欲睡时，应该要考虑到疾病的恶化。目前通用格拉斯哥昏迷评分法对患者进行评分，用量化方法来反映意识障碍程度。

2. 生命体征

在对患者的生命体征进行监测的时候，应该先测呼吸，然后是脉搏、血压，这样才不会因为情绪激动而影响到结果的准确性。创伤后表现为"两慢一高"，并伴有逐渐加重的意识障碍，这是由于颅内压力升高引起的一种重要的代偿性变化；中枢性高热多见于下丘脑、脑干损伤；在外伤后几天如果发生高热，可能是由于继发性的感染所致。

3. 瞳孔变化

注意对比两侧瞳孔的形状、大小和对光反射。伤后即刻发生单侧瞳孔放大，应考虑动眼神经的损伤；创伤后瞳孔正常，后期一侧瞳孔先是收缩，然后逐渐扩大，同时对光的反射逐渐减弱甚至消失，这是小脑幕切迹疝气的一种表现；两侧瞳孔忽大忽小，变化无常，对光的反射消失，并伴有眼动异常，多为脑干受损。另外，要注意伤后使用某些药物会影响瞳孔的观察，如使用阿托品、麻黄碱使瞳孔散大，吗啡、氯丙嗪使瞳孔缩小。

4. 神经系统体征

颅内原发伤所致的局部麻痹等症状，在外伤时就已经表现出来，而且没有进一步恶化；伤后一段时间出现或继续加重的肢体偏瘫，同时伴有意识障碍和瞳孔变化，多是小脑幕切迹疝压迫中脑的大脑脚，损害其中的锥体束纤维所致。

5. 其他

剧烈头痛、频繁呕吐是颅内压增高的主要表现，尤其是躁动时无脉搏增快，应警惕脑疝的形成。

（四）手术前后护理

除继续做好上述护理外，应做好紧急手术前常规准备，手术前 2 小时内剃净头发，洗净头皮，待术中再次消毒。术后在搬运患者前后，应密切观察患者的呼吸、脉搏、血压等情况。在小脑幕上开颅手术后，患者应采取健侧位或仰卧位，以防止切口压迫；在小脑幕下开颅手术中，患者应该采取侧卧或侧卧的体位。术后出现颅内出血、感染、癫痫、应激性溃疡等并发症需要密切关注。在进行手术的过程中，要经常将引流管安装在脑室引流、创腔引流、硬脑膜下引流等地方，在进行护理的时候，要对其进行严格的无菌操作，防止发生颅内逆行感染，要对其进行适当的固定，并且要保证引流畅通，对引流液的颜色、性质和量进行观察并记录下来。

七、预后护理指导

（一）康复训练

对于失语、肢体功能障碍、生活不能自理的患者，可以在病情稳定后进行康复锻炼。要有耐心地引导患者进行功能锻炼，制订经过努力能够实现的目标，当康复有所进展时，患者就会有一种成就感，从而建立起坚持锻炼和重新生活的信心。

（二）控制癫痫

有外伤性癫痫的患者，应按时服药控制症状发作，在医生指导下逐渐减量直至停药。不做登高、游泳等有危险的活动，以防发生意外。

（三）生活指导

对于严重伤残者的多种后遗症，要采取恰当的措施进行护理，要让患者建立起一个良好的人生观，要对患者进行部分生活自理的指导，并要指导家属掌握生活护理的方法和注意事项。

第三节　颈部创伤护理技术

颈部包括颈、咽、喉、气管、食管及重要的血管及神经，虽然有下颌骨、胸骨、锁骨、肩及颈椎等的支持与保护，但是颈部的开放性与闭合性损伤还是比较常见的。颈部开放性创伤可造成喉、气管、咽食道等器官的局部或全部断裂，并引发颈部气肿、气胸、血胸、心包压塞、严重失血休克等。

一、病因与发病机制

造成颈部开放性损伤的主要原因是割伤、穿刺伤。平常的时候，多是利器造成的（自己或别人造成的），战争的时候，多是枪炮造成的（子弹、炮弹造成的）。造成颈部封闭伤的原因多为外部暴力，如拳击、钝器击打，或压力性伤害，如自杀。其病理变化因受伤部位的不同而有差异，主要表现为以下几种。

（一）颈部钝挫伤

一般指没有组织裂口的颈部暴力性损伤。

（二）颈部血管伤

颈部血管密集，颈总动脉在该区走行，并分为颈内、外动脉，分别支配大脑和面颈部

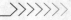

的血供。这些分支口径粗大，血流压力较大，损伤后出血较凶猛，处理不及时可导致失血性休克或死亡。颈内静脉破裂除导致出血外，还可因血管内的负压而发生空气栓塞。

（三）假性动脉瘤

钝物打击可造成功能脉壁的间接损伤。高速投射物贯穿颈部软组织时，可形成瞬时空腔反复膨胀、萎陷，牵拉损伤动脉外膜和动脉壁，使弹力纤维断裂，导致血管强度减弱甚至破裂，在动脉周围组织中形成血肿，血肿机化后动脉内皮细胞形成内膜，形成与动脉腔相通的搏动性肿物，即假性动脉瘤。

二、临床表现

（一）颈部钝挫伤

（1）颈部钝挫伤最大的特点是皮肤没有裂口，深部组织的损伤较为广泛，有时不能直接判断损伤的程度。

（2）受伤部位早期可能有瘀血、水肿，深部组织可能形成血肿，组织高度肿胀，一侧颈部肿胀可能导致气管受压而向健侧移位。

（3）颈脉血管壁的裂伤可能形成假性动脉瘤，其表现为颈部高度肿胀，皮肤由于水肿可形成溃烂，合并感染，肿胀区可随颈动脉的搏动而搏动，还可形成颈动脉瘤和动、静脉瘤，这些情况一旦破裂可随时危及生命。

（4）颈部钝挫伤还可导致颈椎骨折、移位或颈部脊髓的损伤。

（二）颈部血管伤

（1）颈部常有开放性伤口，如刀砍伤、玻璃割伤，伤口出血凶猛，一般方法不易止住。

（2）因失血较多，患者常伴有血压下降、脉搏细速甚至休克等症状。大血管破裂患者常短时间内死亡。

（三）假性动脉瘤

颈部无开放性伤口，但局部肿胀迅速，可摸到动脉传导性搏动，应警惕假性动脉瘤形成，有时可误诊为颈部血肿。

三、辅助检查

（1）颈椎 X 线片：可以协助排除有无颈椎移位和骨折等情况。

（2）可疑大血管损伤时，B 超的鉴别作用非常重要，B 超也是诊断假性动脉瘤的良好手段。

（3）必要时做颈部血管造影。

四、诊断要点

（1）病史：有颈部外伤史。

（2）临床表现：轻度颈部钝挫伤仅表现为皮肤皮下组织的淤血、肿胀；颈部血管伤表现为颈部开放性伤口，出血凶猛常伴有血压下降或休克；假性动脉瘤在颈部肿物表面可闻及动脉收缩期杂音，压迫动脉的近心端时，肿物可以缩小，搏动消失。

（3）辅助检查诊断。

五、救治要点

（一）急救处理

颈部开放性损伤的主要危险为出血、休克、窒息、截瘫及昏迷等。急救处理应执行创伤复苏的 ABC 原则，即首要注意气道出血和循环状况，挽救生命，减轻病残。

1. 止血

颈部开放性损伤常伤及颈部大血管，出血快而多是颈部损伤最重要的致死原因。

（1）指压止血法：用于颈总动脉紧急止血。用大拇指抵住胸锁乳突肌肉前缘，齐环状软骨面，按住第 6 颈椎横突，既可以闭合颈总动脉，也可以把手指插入创口，使劲按住出血血管。

（2）臂颈加压包扎止血法：对一侧小动脉出血有明显的疗效。将健侧上肢抬起，紧贴头部，以抬起的胳膊作为支撑，对抬起的胳膊和颈部进行加压包扎，这种方法不会对呼吸道造成压迫，而是起到了压迫止血的效果。在进行加压包扎的时候，千万不要把纱布缠在脖子上，否则会对气管造成压力，导致呼吸困难。对于细小的血管，也可以用填塞法来进行止血。

（3）加压包扎法：颈部大静脉破损时，应立即加压包扎。因为颈部大静脉与筋膜密切相连，静脉破裂后，破口不能闭合反而张开，当吸气时胸腔负压可将空气吸入静脉破口中，可发生空气栓塞；故伤后应立即加压包扎，严密观察患者的呼吸情况。

（4）手术探查：初步处理无效，须立即手术进行气管插管术及颈部切开探查术止血。

2. 抗休克

紧急止血是抗休克最重要的前提。

（1）当出血已经停止，但由于大量失血而有可能发生或将要发生休克时，要及时进行血压测定。当心脏收缩压低于 9090mmHg 或脉搏超过 100 次 / 分时，就有可能出现了休克，必须尽快进行两侧静脉注射。给予乳酸林格液 2000mL，一般可使丢失 10% ～ 20% 血容量的成年人恢复血容量。

（2）严重血容量不足或中等血容量不足，而有继续出血者，必须加输全血，使血红蛋白达到 100g/L 以上，以维持正常血容量及重要器官的生理功能。然后继续输入平衡电解质溶液。

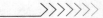

（3）其他：如给予吸氧、镇痛、镇静、保暖和头低位等。

3.解除呼吸困难

当有开放的颈部伤口时，应注意观察其呼吸状况。如出现呼吸困难，应及时采取有效的通畅措施。

（1）清除呼吸道异物：用吸引器或注射器将口腔、咽喉、喉咙或喉管破裂处的血污、分泌物等吸出，并及时清除。

（2）防止舌后坠：舌后坠者，应用舌钳将舌体牵出口外，或托起下颌骨，或插入通气导管，以解除呼吸困难。

（3）气管插管与断端缝合：喉气管破裂时，可经破口处暂时插入气管套管或适宜的塑料管和橡胶管等，如喉气管断离应立即将向下退缩的气管向上拉起，并做暂时缝合固定，在断口内暂时置入适当的管子，以维持呼吸道通畅。

（4）环甲膜切开：在紧急情况下也可做环甲膜切开术，插上气管套筒、塑胶软管、橡胶软管等，暂时缓解患者呼吸困难的情况，待病情稳定后，再进行低位气管切开手术。

（5）气管切开：如果能快速地将导管插入到气管内，可以缓解患者的呼吸困难。但如果出现了一些严重的颈部外伤，患者的咽喉黏膜、颈部软组织等都会出现严重的水肿；或者是颈部出现了严重的血肿，患者不能抬头，需要进行气管切开或者环甲切除。

气管切开术的功能是：减轻患者呼吸困难的情况，为患者提供抢救及进一步诊治的机会；如果出现突发的窒息（如有血或凝块进入了呼吸道），便于急救，减小了上呼吸道的空隙；容易通过短路（气管插管）将呼吸道分泌物顺利地咳出；通过气管插管进行抽吸，减少颈部感染和气肿发生的概率；方便有效地给氧；减轻咳嗽时的气道内压力，减小伤口的缝合张力，促进伤口愈合，防止破裂；促进伤喉的休息和功能的恢复。

4.昏迷的处理

昏迷提示合并有颅脑损伤或失血过多，应立即急救。

（二）一般手术处理

1.清创缝合术

未伤及颈部重要结构者，应行清创缝合术。①清创止血。②取出异物。③创口缝合。

2.颈内重要结构损伤的处理

颈部大血管、重要神经、喉气管和咽食管等重要结构的损伤，常发生危险的并发症，使病死率增加，因此必须及时予以恰当的处理。

诊断明确后的喉气管损伤及早在全麻下（必要时采用喉气管插管麻醉）进行清创缝合。

3.胸导管损伤的手术处理

颈部伤口有乳糜液漏出时，提示有胸导管损伤，须立即加压包扎并清创缝合。

（三）手术后处理

1. 伤口处理

伤口无感染或积液情况，可术后 24 小时取除引流条；如有感染，需每 12～24 小时换引流条一次，直到感染消退为止。

2. 加强营养

颈部开放性损伤患者多用鼻胃管或输液维持其营养。

3. 气管套管的拔除

视气道通畅况和颈部开放性损伤愈合的情况而定。如气道已恢复通畅，伤口情况良好，应及时按常规拔管。

六、主要护理问题

（1）体液不足，与失血过多有关。

（2）感觉不舒适，与疼痛、声音嘶哑、呼吸不畅有关。

（3）焦虑、恐惧，与突发损伤及呼吸困难有关。

（4）呼吸形态改变，与气道堵塞及喉软骨、神经损伤有关。

（5）急性疼痛，与外伤有关。

（6）潜在的感染，与颈部开放性伤口有关。

七、护理措施

（一）急救护理

1. 止血、抗休克、防止气栓形成

（1）观察颈部伤口出血的部位以及出血的性质和量，减少颈部活动。

（2）压迫止血或填塞止血：用大块无菌纱布压迫出血处。

（3）有较大血管损伤者，为防止形成空气栓塞，应以手指封闭裂口，然后钳夹止血或在其近端予以结扎血管。

（4）立即建立静脉双通道，快速补液、扩容。

2. 密切观察病情变化，监测生命体征

神志、血压、心率、瞳孔及血氧饱和度的情况。

3. 保持呼吸道通畅及氧气吸入

密切观察患者的呼吸，及时吸出气道内的凝血块和分泌物；备好负压装置和吸痰盘，配合医生行气管插管和气管切开术；积极行术前准备。

（二）术后护理

1.病情观察

（1）生命体征观察：持续吸氧和心电监护，注意有无呼吸困难、咯血、皮下气肿及纵隔气肿等情况。

（2）严密观察伤口渗血情况和气管套管内分泌物的颜色、性状和量，减少颈部活动。

2.管道护理

（1）气管套管护理：对于有颈部外伤的患者，一般在手术后都会保留气管插管，同时要注意气管插管的通畅情况；及时将气管内的分泌物排出；注意气管插管的牢固程度，防止插管脱出；观察气管切开术中有无出血、皮下气肿、纵隔气肿等并发症；做好呼吸道的护理和湿化。

（2）对有鼻饲胃管的患者，要注意做好鼻饲胃管的护理工作。

（3）在颈部放置引流导管时，应使引流顺畅，注意引流的性质及数量，并做好记录。

八、预后护理指导

（1）减少颈部活动。

（2）保持口腔清洁，忌食辛辣、刺激性食物。

（3）鼓励患者早日下床活动，以利于肺深部分泌物排出，减少肺部感染。

（4）加大对劳动防护、安全生产和遵守交通规则等方面的宣传力度，防止伤害事故的发生。

第四节　胸部创伤护理技术

胸部由胸壁、胸膜和胸腔内脏器官三部分组成。正常胸腔是一个由胸椎、胸骨和肋骨构成的骨性胸廓的支撑，以及内脏、壁胸膜包绕的密闭腔隙环境，包括心脏和心包、大血管、食管和气管等重要器官。根据损伤是否造成胸膜腔与外界相通胸部创伤，分为开放性胸部损伤和闭合性胸部损伤两大类，开放性胸部创伤以胸膜屏障完整性为标准，又分为穿透伤与非穿透伤。

一、病因与发病机制

（一）闭合性胸部损伤

该项损伤指的是胸部损伤未造成胸膜腔与外界相通，多因暴力挤压、冲撞或钝器碰击等钝性伤所致。损伤机制较复杂，轻者仅有胸壁软组织挫伤和（或）单纯肋骨骨折，重者可损伤胸腔内脏器或血管，导致气胸、血胸，甚至心肌挫伤、裂伤及心包腔内出血。若暴力挤压胸部的同时向静脉传导，可使静脉压骤升，导致头、颈、肩和胸部毛细血管破裂，引起创伤性窒息。多数闭合性损伤患者不需要开胸手术治疗。

（二）开放性胸部损伤

损伤机制较清楚，损伤范围直接与伤道有关，早期诊断较容易，重者可伤及胸腔内器官或血管，导致气胸、血胸，甚者导致呼吸和循环功能衰竭而死亡。相当一部分穿透性胸部损伤患者需要开胸手术治疗。

二、临床表现

胸部损伤后的主要症状是胸痛，其次是呼吸困难。疼痛常位于受伤处并伴有压痛且呼吸时加剧，尤其以肋骨骨折者为甚。疼痛可使胸廓活动受限，呼吸浅快，导致缺氧和二氧化碳潴留。如果有多根、多处肋骨骨折，会出现胸壁软化，影响正常呼吸，出现胸廓反常呼吸活动、气促、端坐呼吸、发绀、烦躁不安等。大量积气特别是张力性气胸，除影响肺功能外，还可阻碍静脉血液回流。心包腔内出血则引起心脏压塞。这些可使患者陷入休克状态。因此，当胸部损伤后，临床表现呈多样性。如胸部外伤后，患者呼吸时感到剧痛，可能提示是肋骨骨折；出现严重的呼吸困难，可能已造成血胸或气胸；出现呼吸困难、咳嗽、咯血时，应考虑可能是肺部受到损伤。

三、辅助检查

（1）实验室检查：血常规提示血红蛋白和血细胞比容下降，若继发感染，白细胞计数增高。

（2）影像学检查：胸部 X 线可确定有无肋骨骨折及其骨折部位性质，有无气胸、血胸或肺萎缩等病变。

（3）诊断性穿刺：行胸腔或心包腔诊断性穿刺，可判断有无气胸、血胸或心包腔积血。

四、诊断要点

对于危重患者，诊治需分清主次，不必做过多的辅助检查以致延误抢救。应根据外伤史结合临床表现辅以 X 线胸部平片，必要时辅以 CT、B 超检查，一般不难做出初步诊断。对疑有气胸、血胸、心包腔积血的患者，在危急情况下，可先行诊断性穿刺，以明确诊断和缓解症状。胸部 X 线检查，可以判定有无肋骨骨折、骨折部位和性质，确定胸膜腔内有无积血和其容量，并明确肺部有无萎缩和其他病变。如果患者就诊时无阳性体征，仍需警惕延迟性血气胸的发生，可嘱患者在伤后 1 周内复查胸部 X 片。

五、救治原则

处理胸部创伤，以抢救生命为首要原则，其次是修复损伤的组织器官及恢复生理功能。

六、救治要点

（一）急救

包括基本生命支持与严重胸部损伤的紧急处理。基本生命支持包括保持呼吸道通畅、给氧，伤口止血包扎，建立静脉通路、补充血容量、良好的镇痛和妥善固定及安全转运。对于严重胸部创伤的患者，应以维持呼吸循环系统稳定为第一原则。张力性气胸或严重的气胸，立即做胸腔穿刺，尽快抽出胸内积气，为进一步行胸腔闭式引流争取时间；对胸壁的开放伤，需立即用棉垫纱布或大块油纱布封闭并紧密固定，加压包扎；对出现连枷胸并伴有严重呼吸困难者，应立即给予人工辅助呼吸。

（二）院内处理

1.非手术治疗

保持呼吸道通畅，及时清除呼吸道分泌物和呕吐物，根据损伤部位、范围和性质给予相应处理。对于一般的轻症胸部创伤，只需给予必要的镇痛治疗和固定胸廓；有气胸、血胸且叩诊呈实音者，需做胸膜腔引流术或做胸腔穿刺，抽出积血；对呼吸已经停止者立即行气管插管。

胸部创伤常见有几种情况。

（1）多根、多处肋骨骨折：相邻的3根或3根以上的肋骨双处骨折，多根肋骨骨折的同时又有肋骨与肋软骨交界分离，或多根肋骨骨折合并胸骨骨折时，该部胸壁软化，发生浮动，呼吸时出现与正常胸壁呼吸运动相反的运动，此种创伤称"浮动胸壁伤"，或称连枷胸，此种呼吸称为"反常呼吸"，反常呼吸时纵隔随呼吸摆动，称"纵隔摆动"。对连枷胸伤员应作紧急处理，主要是止痛，固定浮动胸壁，纠正呼吸、循环功能障碍，预防及治疗肺部并发症。

（2）气胸：表现为以下几种情况。①单纯闭合性气胸：如肺压缩在15%以下，可卧床休息，严密观察；中等量以上（肺压缩15%～60%）做胸腔穿刺抽气或闭式引流；大量气胸应立即做闭式引流。②张力性气胸：急救时用粗针头（18号注射针头）在第2肋间锁骨中线外方穿刺排气减压，有条件时立即在第2前肋间放置闭式引流，并观察有无支气管、食管伤。③开放性气胸：应立即封闭伤口，使开放性气胸变为闭合性气胸。立即气管内插管，人工通气，全麻下清创，放置胸腔引流管，应用抗生素预防感染。④血胸：血液积聚在胸膜腔内称血胸，是胸外伤常见并发症，血胸同时伴气胸者称血气胸。大量血胸可引起血容量降低，伤侧肺受压，纵隔受压，影响气体交换，甚至导致休克。治疗首先是补充血容量，少量血胸行穿刺抽除，中量以上血胸应放置胸腔闭式引流，进行性血胸应剖胸探查止血。

2. 手术治疗

行剖胸探查并根据损伤部位及程度给予相应处理。急诊剖胸探查的手术指征包括：①心脏或大血管损伤。②严重的气管、支气管损伤或肺裂伤。③胸腔内进行性出血。④食管破裂。⑤胸腹联合伤。⑥大面积胸壁缺损。⑦胸内存留较大异物。

七、护理措施

（一）非手术治疗的护理或术前护理

现场急救：患者如出现危及生命的征象时，护士应协同医师施以急救；对于严重肋骨骨折，尤其是胸壁软化范围扩大、出现反常呼吸且危及生命的连枷胸患者应妥善固定胸壁；出现开放性气胸立即用敷料封闭胸壁伤口，使之成为闭合性气胸；如果是闭合性或张力性气胸，积气量多者，应立即协助医师行胸腔穿刺抽气或胸腔闭式引流。

1. 保持呼吸道通畅

呼吸困难和发绀者，及时给予吸氧，及时清理口腔、呼吸道内的呕吐物、分泌物、血液及痰液等，保持呼吸道通畅。痰液黏稠不易咳出者，应用祛痰药物，超声雾化吸入；对气管插管或切开以及应用呼吸机辅助呼吸者，应加强呼吸道护理，主要包括湿化气道、吸痰及保持管道通畅等。

2. 减轻疼痛

主要包括妥善固定胸部，遵医嘱使用镇痛药物，患者咳嗽、咳痰时，协助或指导其用双手按压患侧胸壁，以减轻疼痛。

3. 病情观察

动态观察患者的生命体征和意识等变化；重点观察患者呼吸的频率、节律和幅度，有无缺氧症状，有无气管移位或皮下气肿的情况，有无活动性出血及低血容量休克的情况。

4. 静脉补液

建立静脉通路，积极补充血容量和抗休克治疗；遵医嘱合理安排输注晶体和胶体溶液，根据血压和心肺功能状态等控制补液的量与速度。

5. 预防感染

有开放性伤口者，遵医嘱使用破伤风抗毒素及抗生素。

6. 术前准备

做好血型及交叉配血试验、手术区域备皮等术前准备。

（二）术后护理

1.病情观察

患者术后返回病房，密切观察其生命体征的变化，给予心电监测并详细记录。妥善安放、固定各种管路并保持通畅。

2.基础护理

由于切口疼痛及留置有各种管道，患者自理能力下降，应根据患者病情和需要，做好基础护理和生活护理，如口腔护理、皮肤护理、会阴护理等；早期鼓励并协助患者下床活动，促进疾病康复。

3.呼吸道管理

①密切观察呼吸型态、频率及呼吸音变化。②根据病情给予吸氧，观察血氧饱和度变化。③若生命体征平稳，可取半卧位，以利呼吸。④协助患者叩背、咳痰，教会其深呼吸和有效咳嗽的方法，以清除呼吸道分泌物。⑤实施气管插管、气管切开呼吸机辅助呼吸者，做好呼吸道护理，主要包括气道的湿化、吸痰及保持管道通畅等，以维持有效气体交换。

4.并发症的护理

常见并发症为感染，其护理措施包括：①遵医嘱使用抗生素。②密切观察体温、局部伤口和全身情况的变化。③鼓励患者咳嗽、咳痰，保持呼吸道通畅，预防肺部并发症的发生。④在进行胸腔闭式引流护理过程中，严格遵循无菌操作原则，保持引流通畅，以防胸腔继发感染。

八、预后护理指导

（1）合理饮食：进食清淡且富含营养的食物，多食水果、蔬菜，保持大便通畅；忌食辛辣刺激、生冷、油腻食物，多饮水。

（2）呼吸功能锻炼：指导患者腹式呼吸及有效咳嗽的方法，教会其咳嗽时用双手按压侧胸壁，以免切口疼痛。

（3）休息与活动：保证充足睡眠，骨折已临床愈合者可逐渐练习床边站立、床边活动、室内步行等活动；开展循序渐进的患侧肩关节功能锻炼，促进功能恢复，但在气胸痊愈1个月内，不宜参加剧烈的体育活动。

第五节 腹部创伤护理技术

腹部损伤无论在平时还是战时都较常见，可由多种致伤因素造成，导致伤情各异。可分为两大类：单纯性腹壁损伤和腹部脏器损伤，单纯性腹壁损伤指损伤仅限于腹壁组织。

依据腹壁有无开放性伤口，又分为单纯性闭合性腹壁损伤和单纯性开放性腹壁损伤。腹部脏器损伤指已涉及腹腔内脏器的损伤。依据腹膜腔是否通过伤口与外界空气相通，又分为闭合性腹部脏器伤和开放性腹部脏器伤。单纯腹壁伤一般病情较轻，也无特殊处理，合并腹腔内脏器损伤时病情严重，常需紧急手术治疗。因此评估腹部损伤的关键是确定有无腹腔内脏器的损伤。

一、病因与发病机制

开放性损伤多由枪弹、刀刺等引起；闭合性损伤常为高处坠落、碰撞、挤压等钝性暴力或化学性、放射性损伤所致。腹部损伤的范围及严重程度，取决于暴力的强度、速度、着力部位和作用力方向等因素，也受解剖特点、内脏原有病理情况和功能状态等内在因素影响。肝、脾及肾的组织结构脆弱、血供丰富、位置比较固定，受到暴力打击后容易破裂；上腹受到碰撞、挤压时，胃窦、十二指肠水平部或胰腺可被挤压在脊柱上而断裂；上段空肠、末段回肠等肠道比较固定，比活动部分容易受损；空腔脏器在充盈时比排空时更易破裂。

二、临床表现

（一）单纯性腹壁损伤

1. 腹壁挫伤

腹壁皮肤肿胀、皮下淤血、血肿形成、局部压痛或胀痛，经过休息和对症治疗后可逐渐缓解。

2. 腹直肌血肿或断裂

伤后即刻出现局部疼痛、呕吐，腹直肌僵直、压痛，局部出现痛性包块，随腹肌收缩而疼痛加剧。

3. 腹壁裂伤

腹壁出血、疼痛、局部肿胀、腹式呼吸弱。

4. 腹壁缺损

广泛的腹壁缺损可形成不规则伤口、出血甚至腹腔脏器外露；患者感到剧烈疼痛、呼吸急促、血压下降甚至休克。

（二）腹部脏器损伤

实质性脏器损伤以内出血为主要表现，而空腔脏器损伤以腹膜炎为主要表现。如果两类脏器同时破裂，则出血性表现和腹膜炎可同时存在。肝、脾、胰、肾等实质性脏器或大血管损伤时，主要临床表现是腹腔内出血，患者面色苍白、脉搏加快，严重时脉搏细弱、血压下降，甚至休克；腹痛多呈持续性，不很剧烈，腹膜刺激征不严重，但肝破裂伴有肝内胆管断裂或胰腺损伤伴有胰管断裂时，可因胆汁或胰液溢入腹腔而出现明显的腹痛和腹膜刺激征，肾脏损伤时可出现血尿。

胃肠道、胆管、膀胱等空腔脏器破裂时，主要临床表现是弥漫性腹膜炎。除恶心、呕吐、呕血、便血等消化道症状及之后出现的全身性感染症状外，以腹膜刺激征最为突出，其程度因空腔脏器内容物不同而异。通常胃液、胆汁或胰液对腹膜的刺激最强，肠液次之，血液最轻，有时可有气腹征，随后可因肠麻痹出现腹胀，严重者发生感染性休克。

三、诊断要点

（1）判断有无内脏损伤：详细了解受伤史（时间、地点、伤情等），观察生命体征，全面重点的体格检查（腹痛的部位、程度及范围），必要的实验室检查。

（2）判断脏器损伤类别：实质脏器损伤以内出血为主，空腔脏器损伤以腹膜炎为主。

（3）是否有多发性损伤。

四、救治原则

边治疗，边诊断，迅速地进行全身检查和伤情的评估，首先处理对生命威胁最大的损伤，积极进行心肺复苏。其次要控制明显的外出血，处理开放性气胸或张力性气胸，迅速恢复循环血量，控制休克和进展迅速的脑损伤，如无上述情况，则立即处理腹部创伤。

五、救治要点

（一）非手术治疗

适应于轻度的单纯性实质性脏器损伤或一时不能确定有无内脏损伤且生命体征平稳者。治疗方法包括：禁食、胃肠减压、补充血容量、应用抗生素、不随便搬动伤者、禁用镇痛药，需严密观察病情变化。

（二）手术治疗

对确认腹腔内脏器损伤者或非手术治疗者，在观察期间出现以下情况时，应终止观察，及时进行手术探查。①腹痛和腹膜刺激征有进行性加重或范围扩大者。②肠鸣音逐渐减弱、消失或出现腹胀明显者。③全身情况有恶化趋势，出现口渴、烦躁、脉率增快或体温及白细胞计数上升者。④红细胞计数进行性下降者。⑤血压由稳定转为不稳定甚至下降者。⑥胃肠道出血不易控制者。⑦膈下有游离气体，或腹腔穿刺出不凝固血液或胃肠道内容物。⑧经积极抗休克治疗情况不见好转反而继续恶化者。手术方法为剖腹探查术，待查明损伤部位和器官后再作针对性处理。

六、主要护理问题

（1）焦虑或恐惧与下列因素有关：①创伤的意外刺激。②伤口、出血及内脏脱出的视觉刺激。③急症手术及对预后的顾虑。

（2）腹痛与腹部损伤有关。

（3）有感染的危险，伤口感染、腹腔感染等与腹内脏器破裂或穿孔等有关。

（4）潜在的并发症：急性腹膜炎、失血性休克等。

（5）其他：低效性呼吸型态、体液不足、体温过高、营养失调——低于机体需要量等。

七、护理措施

（一）急救护理

腹部损伤导致心脏停搏、窒息或合并开放性或张力性气胸、严重的骨折致大出血者，应立即实施急救护理，首先抢救生命，迅速进行心肺复苏，协助建立人工气道，安置胸腔闭式引流、保持呼吸道通畅，快速建立静脉通道，输液输血，纠正休克，严重胃大出血时应立即包扎固定。如部分肠管脱出，可用消毒或清洁的敷料、碗、盆等器皿覆盖保护，以免更多的肠管脱出后因受压而缺血坏死。

（二）非手术治疗护理

1. 休息与体位

患者绝对卧床休息10～14天，不能随意搬动患者或下床大小便，避免因强烈的体位变动使肝包膜或脾包膜下积血突然破裂而大出血休克。对血压不稳定者，可防止直立性低血压所致的跌倒，生命体征平稳后可采取半坐卧位。

2. 禁食与胃肠减压

腹部损伤可能存在胃肠破裂或肠麻痹，嘱患者禁食，遵医嘱安置胃肠减压，以减少胃肠内容物外溢，减轻腹部污染，缓解腹痛腹胀。待胃肠功能恢复、肛门排气后方可进食。

3. 补液与预防感染

禁食期间遵医嘱经静脉途径补充水、电解质、糖和蛋白质，使用广谱抗生素，以纠正水、电解质和酸碱平衡失调，防治腹腔感染。

4. 镇静止痛

非手术治疗期间，切忌盲目应用止痛剂，以免掩盖病情，贻误治疗。如诊断明确、病情稳定、疼痛剧烈者给予镇静解痉药物，同时应加强病情观察。

（三）手术治疗患者的护理

1. 术前准备

腹部损伤常常需急症手术，故一旦决定手术，应立即进行皮肤准备，交叉配血，留置胃管、尿管，进行药物过敏试验等术前准备。对已出现休克的患者，在快速输液、输血，补充血容量的同时，尽快完成必要的术前准备，避免因反复检查或进行一些不必要的准备而延误手术时间。

2. 术后护理

（1）监测生命体征：如仍然存在血液不稳定、面色苍白、血常规提示有贫血征象时，应遵医嘱继续输血、输液、补充血容量，纠正贫血。

（2）采取合适的体位：麻醉清醒，血压平稳后取半坐卧位，使腹腔的渗血渗液引流到盆腔，阻止形成颌下脓肿。

（3）胃肠减压：继续胃肠减压，待肛门排气后拔出胃管。

第六章 心搏骤停与心肺脑复苏技术分析

第一节 心搏骤停内涵及病因机理分析

一、心搏骤停及心脏性猝死的定义

心搏骤停（SCA）是指由于各种原因引起的心脏射血功能突然终止，引起全身组织细胞严重缺血、缺氧和代谢障碍，随即出现意识丧失、脉搏消失、呼吸停止，经及时有效的心肺复苏部分患者可存活，如不及时抢救即可立刻失去生命。

心脏性猝死（SCD）是指未能预料的、突发心脏症状 1 小时内发生的心脏原因死亡。SCA 未得到及时有效治疗是心脏猝死最常见的死因，减少 SCD）发生率对降低心血管疾病死亡率有重要意义。

二、心搏骤停的病因

导致 SCA 的原因可分为心源性和非心源性因素两大类。

（一）心源性因素

为心脏本身病变所致，常见的原因有冠状动脉粥样硬化性心脏病、心肌病变、主动脉疾病、瓣膜功能不全等。

（二）非心源性因素

1. 呼吸停止

溺水和窒息等所致的气道阻塞，脑卒中、巴比妥类等药物过量及头部外伤等均可导致呼吸停止。

2. 严重电解质与酸碱平衡失调

严重的高钾血症、低钾血症、酸中毒等可导致心搏骤停。

3. 突然意外事件

电击、雷击伤可因强电流通过心脏而引起心搏骤停，自缢、严重创伤等也可因缺氧引起心搏骤停。

4. 其他

药物中毒或过敏，如洋地黄类、奎尼丁等药物的毒性反应，青霉素引起的过敏反应都可引起心搏骤停，麻醉剂量过大、硬膜外麻醉药物误入蛛网膜下隙、肌肉松弛剂使用不当等均可能引起心搏骤停。

三、心搏骤停的机制

SCA 导致全身各组织器官严重缺血、缺氧，不同组织对缺血损伤的敏感性不同，依次为大脑、心脏、肾脏、胃肠道和骨骼肌。正常体温情况下，心脏停搏 5 分钟后脑细胞开始发生不可逆的缺血损害，心脏停搏 10 分钟内未行心肺复苏者，神经功能极少恢复。SCA 与心肺复苏相关的缺血再灌注损伤的病理生理机制，按时间顺序分为骤停前期、骤停期、复苏期和复苏后期。

四、心搏骤停的类型

根据心脏的活动情况及心电图表现，SCA 可分为以下三种类型。

（一）心室颤动（VF）

简称室颤，占心搏骤停患者的 72% ~ 80%。患者心室肌出现极不规则的快速而又不协调的颤动，心电图表现为 QRS 波群完全消失，出现大小不等、形态各异的颤动波，频率 200 ~ 400 次 / 分，是极严重的心律失常，多为心脏停搏的先兆。多发生于急性心肌梗死早期或严重心肌缺血时，是冠心病猝死的常见原因，复苏成功率最高。

（二）心脏停搏

又称心室静止，占心脏骤停患者的 10%。患者心房、心室肌完全丧失电活动能力，心电图上无房室激动波，呈一直线，或偶见 P 波。多见于麻醉、意外伤害、外科手术及严重酸碱平衡紊乱等。

（三）无脉性电活动（PEA）

以前称心电—机械分离（EMD）。患者心肌虽有生物电活动，但无有效的机械活动，断续出现微弱的"收缩"。心电图表现为间断出现的缓慢的（20 ~ 30 次 / 分）宽而畸形、振幅较低的 QRS 波群。多为严重心肌损伤的表现，常为左心室衰竭的终期表现，也可见于张力性气胸和急性心包压塞。

以上三种类型，虽然在心电和心脏活动方面各有其特点，但共同的结果是心脏丧失有效舒缩和排血功能，血液循环停止，从而引起相同的临床表现，其中以 VF 最常见。

五、心搏骤停的临床表现

SCA 的典型"三联征"包括：意识突然丧失、呼吸停止和大动脉搏动消失。临床表现如下。

（1）突然摔倒，意识丧失，面色迅速变为苍白或青紫。

（2）大动脉搏动消失，触摸不到颈动脉、股动脉搏动。

（3）呼吸停止或叹气样呼吸，继而呼吸停止。

（4）双侧瞳孔散大。

（5）可伴有因脑缺氧引起的抽搐和大小便失禁，随即全身松软。

（6）心电图显示：心室颤动、无脉性室性心动过速、心电静止或无脉性电活动。

第二节 心肺脑复苏术

心肺复苏（CPR）是针对心跳、呼吸停止所采取的抢救措施，即应用胸外按压或其他方法形成暂时的人工循环并恢复心脏自主搏动和血液循环，用人工呼吸代替自主呼吸并恢复自主呼吸，达到恢复苏醒和挽救生命的目的。脑复苏是心肺功能恢复后，主要针对保护和恢复中枢神经系统功能的治疗，其目的是在心肺复苏的基础上，加强对脑细胞损伤的防治和促进脑功能的恢复，此过程决定了患者的生存质量。

一、基础生命支持

基础生命支持（BLS）又称初期复苏处理或现场 CPR，其主要目标是：①迅速准确判断心、肺功能衰竭或停止。②立即实施现场心肺复苏术，从体外支持患者的通气、氧合和心泵循环功能。③通过 BLS，至少能维持人体重要脏器的基本血氧供应，直至延续到建立高级心血管生命支持或恢复患者自主循环、呼吸活动，或延长机体耐受临床死亡时间。

（一）心肺复苏的基本程序

基本程序包括开放气道 A（airway）、人工呼吸 B（breathing）、胸外按压 C（compressions）和电除颤 D（defibrillation）等基本抢救技术，归纳为 A、B、C、D。一旦确立 SCA 患者，应将患者仰卧于硬质平地，在患者一侧立即进行复苏，目前强调胸外按压最重要，CPR 程序由原来的 ABC 修改为 CAB，即胸外按压—开放气道—人工呼吸。

新的"生存链"概念包括五个环节：①早期识别，求救。②早期 CPR。③早期电除颤。④早期高级生命支持。⑤心搏骤停后的综合治疗。其中前三个环节是 BLS 的主要内容。

1. 检查意识与呼吸

SCA 后复苏能否获得成功的关键因素是时间，因此迅速而准确地识别 SCA 最重要。

发现意识丧失突然倒地者，救护者先要评估现场是否安全，及时躲避并脱离危险现场，否则尽可能不移动患者，轻拍患者肩部并大声呼叫"你怎么啦"，观察患者有无语音或动作反应。

快速判断患者是否没有呼吸或不能正常呼吸（无呼吸或叹气样呼吸），尽可能暴露患者胸腹部皮肤，观察胸腹部有无起伏，时间为 5～10 秒。

一旦判定患者无反应，无呼吸或仅有叹息样呼吸，应呼救、启动 EMSS，立即开始初级心肺复苏。

2. 检查脉搏

已有证据表明，即使救护者花很长时间检查脉搏，也常常难以确定脉搏是否存在，已不再强调检查脉搏的重要性。

最短的时间内判断有无脉搏（10 秒内完成），救护者用一手食指及中指先触及气管，然后向旁滑行 2～3cm，在气管旁软组织深处轻触颈动脉有无搏动。

如果救护者在 10 秒内不能明确触及脉搏，应立即实行胸外心脏按压。

3. 呼救启动 EMSS

在不延缓心肺复苏实施的同时，应设法（打电话或呼叫他人打电话）通知并启动 EMSS，有条件时使用自动体外除颤仪。

4. 胸外按压 C（compressions）

即持续而有节律地按压胸骨，是现场抢救时最实用而有效的方法。

（1）复苏体位。

将患者仰卧于硬板床或硬实的地上，如在软床上，则应在其背部垫木板。

（2）按压部位。

胸骨下 1/3 处，即两乳头连线与胸骨交界处。

（3）按压方法。

抢救者在患者一侧，一个掌根置于按压部位，另一掌根叠于其手背上，两手指交叉互扣，指尖掰起，双臂伸直，使肩、肘、腕在同一轴线上，与患者身体平而垂直，用上身重力垂直下压，使胸骨下陷：成人至少 5cm，儿童、婴儿按压幅度至少为胸部前后径的 1/3（儿童为 2～3cm，婴儿为 1～2cm），按压频率至少为 100 次/分，按压与放松的时间相等。注意放松时掌根不能离开胸壁。

（4）按压/通气比。

目前推荐按压与通气比为 30：2，每个周期为 5 个循环，时间大致 2 分钟按压 5 个循环或 2 分钟后再次评估脉搏、呼吸。如有呼吸无脉搏，继续心脏按压；如有脉搏无呼吸，继续人工呼吸；如仍无脉搏、呼吸，复上述步骤。

（5）2 人以上 CPR。

2 人以上 CPR 时，每隔 2 分钟，应交替做 CPR，以免由于按压疲劳致使按压质量降低。

（6）中断按压。

尽可能不中断按压，如若中断，中断时间不超过 10 秒。

（7）其他。

保证手掌用力在胸骨上，用力要规律、均匀、适度，不可用力过猛，每次按压后胸廓充分回弹，救护者必须避免在按压间隙倚靠在患者胸上。避免胸骨或肋骨骨折、血胸、气胸等。

5. 开放气道 A（airway）

（1）仰头抬颌法。

如患者无明显头颈部外伤用此法。救护者一手置于患者前额用力向后下压使头后仰，另一手的示指和中指放在下颌骨近下颌或下颌角处，向上抬起下颌，使下颌尖和耳垂的连线与地面垂直。

（2）仰头抬颈法。

救护者一手抬举患者颈部，另一手以小鱼际侧向下按压前额，使其头后仰，使颈部抬起，动作应轻柔，以避免损伤颈椎。

（3）托颌法。

救护者用两手同时将其左右下颌角托起，使头后仰。疑有颈部损伤者，常仅用托举下颌而不抬颈，以免损伤脊髓。

6. 人工呼吸 B（breathing）

用人工方法（人或机械装置）使肺、膈肌和胸廓运动，使气体被动地进出肺，以维持机体氧的供给和二氧化碳的排出。

（1）口对口人工呼吸。

救护者用拇指、示指捏紧患者鼻孔，救护者吸气后，张开口紧贴患者的嘴（要把患者的口部完全包住呈密封状）连续吹起 2 次，一次吹气完毕后，即与患者口部脱离，救护者轻抬头部，观察患者胸廓起伏情况。然后吸入新鲜空气以便做下一次人工呼吸，同时松开捏鼻孔的手，此时患者的胸廓和肺依靠其自身弹性自动回缩，胸部下陷，有气流自口鼻排出。

（2）口对鼻人工呼吸。

对有些患者施行口对鼻人工呼吸较口对口人工呼吸效果更佳，适用于口部外伤或张口困难者。在保持气道畅通的情况下，救护者于深吸气后以口唇包住患者的鼻孔，用力向其鼻孔内吹气。吹气时应用一手提起患者的下颌，使上下唇合拢，口部闭住，呼气时松开。

（3）口咽通气管的应用。

将"S"形口咽管沿患者舌面插入咽部，口咽管的腭部压紧患者的口唇，勿漏气。术者捏紧患者鼻孔，吸气后经管的另一端将气吹入。

无论何种人工呼吸方法，救护者每次吹气时间不少于 1 秒钟，吹气频率成人 10～12 次 / 分，儿童 18～20 次 / 分，婴儿 20 次 / 分。每次吹气量成人 500～600mL，儿童 150～200mL，婴儿 30～50mL。注意吹气时不要漏气。

7. 早期除颤（defibrillation，D）

心搏骤停时，最初发生的心律失常最常见的是心室颤动（室颤）或无脉性室速，终止室颤和无脉性室速最迅速、最有效的方法是除颤，除颤具有时间效应，随着时间的推移，除颤成功的机会随之迅速下降。如果任何施救者目睹发生院外心搏骤停且现场有自动体外除颤仪（AED），施救者应从胸外按压开始心肺复苏，并应尽快在 3～5 分钟内使用 AED。对于院内心搏骤停，有心电监护的患者，从心室颤动到给予电击的时间不应超过 3 分钟，并且应在等待除颤仪过程中进行心肺复苏。但对非目击的心搏骤停（＞4 分钟），则应先进行 5 个循环 30：2（大约 2 分钟）的 CPR，然后再除颤，其目的是先使心脏获得灌注，从而使除颤更有效。除颤之后应立即给予 5 个循环 30：2 的高质量 CPR（2 分钟）后再检查脉搏和心律，必要时再进行另一次电击除颤。

给予高能量一次除颤的观点已得到一致认可，因为使用高能量电击一次将能消除 90% 以上的室颤。如果除颤不能消除室颤，则此种室颤可能属于低幅波类型，通常是因为心肌缺氧，所以应先进行 2 分钟的 CPR，使心肌恢复供氧后再分析心律，决定是否除颤。

目前生产的 AED 和除颤仪几乎都是双向波除颤仪，使用直线双向波型除颤仪首次除颤能量为 120J，使用双向方形波除颤仪时能量为 150～200J，如不清楚厂家提供的除颤能量范围，则可选择 200J，后续除颤能量相同或选择更高能量。使用单向波除颤仪时除颤能量为 360J。婴儿与儿童除颤理想能量目前仍不清楚，但认为合理的除颤能量是 2～4J/kg。首剂量可先考虑 2J/kg，后续电击能量为 4J/kg 或更高级别能量，但不能超过 10J/kg 或成人剂量。

（二）心肺复苏效果的判断

1. 瞳孔

复苏有效时，可见瞳孔由散大开始回缩。如瞳孔由小变大、固定，则说明复苏无效。

2. 面色及口唇

复苏有效时，可见面色由发绀转为红润。如若变为灰白，则说明复苏无效。

3. 颈动脉搏动

按压有效时，每一次按压可以摸到一次搏动，如若停止按压，搏动也消失，应继续进行心脏按压。如停止按压后，脉搏仍然跳动，则说明患者心跳已恢复。

4.神志

复苏有效，可见患者有眼球活动，睫毛反射与对光反射出现，甚至手脚开始抽动，肌张力增加。

5.自主呼吸出现

自主呼吸的出现并不意味可以停止人工呼吸，如果自主呼吸微弱，仍应坚持人工辅助呼吸。

（三）注意事项

1.按压者的更换

有两个复苏者时，每 2 分钟改变一下按压和通气的角色，以避免按压者疲劳和胸部按压质量降低。多个复苏者时，可每 2 分钟更换一下按压者，换人操作时间应在 5 妙内完成，以减少胸部按压间断的时间。

2.预防胃胀气

正常情况下，少量气体进入食管和胃是无害的，但如果进入胃的气体量过大，则可引起胃胀气。胃胀气严重时，一方面使膈肌抬高，肺扩张障碍，肺容量减少，进而影响肺通气量；另一方面，胃胀气引起的胃扩张可导致呕吐、反流和误吸，造成严重后果。防止胃胀气的发生，吹气时间要长，气流速度要慢，从而降低最大吸气压。如果患者已发生胃胀气，施救者可用手轻按上腹部，以利于胃内气体的排出，如有反流或呕吐，要将患者头部偏向一侧防止呕吐物误吸。

3.心肺复苏的终止

（1）院前心肺复苏的终止。

①恢复有效的自主循环。②高级心血管生命支持抢救小组接手。③施救者由于自身筋疲力尽不能继续复苏、处在对自身产生危险的环境中，或者继续复苏将置其他人员于危险境地时。④发现提示不可逆性死亡的可靠和有效的标准、确认为明显死亡的标准或符合复苏终止的规则。

复苏终止的规则包括：①非院前急救人员或现场施救者见证的心搏骤停。②经过 3 轮（每轮 5 个 30 ∶ 2 周期）的心肺复苏没有恢复自主循环。③没有除颤指征。

（2）医院内心肺复苏的终止。

院内终止复苏的决定由抢救医生下达，做决定时要考虑诸多因素，如心搏骤停时有无目击者、CPR 时间、心搏骤停前状态，以及复苏过程中是否出现过自主循环恢复（RDSC）等。

（3）临床死亡判断标准。

①患者对任何刺激无反应。②无自主呼吸。③无循环特征，无脉搏，血压测不出。④心肺复苏 30 分钟后心脏自主循环仍不恢复，心电图为一直线（三个以上导联）。

二、高级心血管生命支持

高级心血管生命支持（ACLS）是在基础生命支持的基础上应用辅助设备及特殊技术，建立和维持更为有效的通气和血液循环，尽最大努力保护脑和心、肺等重要脏器的功能，并尽快恢复自主呼吸和循环功能，ACLS 应尽早开始，如人力足够，应同时进行 BLS 与 ACLS，以取得较高的疗效。包括建立静脉输液通道、药物治疗、气管插管、机械呼吸等一系列维持和监测心肺功能的措施。

ACLS 仍强调高质量心肺复苏的重要性，包括：以足够的速度和幅度进行按压，保证每次按压后胸廓回弹，尽可能减少按压中断并避免过度通气，以提高恢复自主循环的可能性。强调应在心肺复苏的非中断间组织高级生命支持干预措施操作，最好通过心电、血压、脉搏血氧饱和度等生理参数指导心肺复苏。

（一）明确诊断

尽可能迅速地进行心电监护和必要的血流动力学监测，明确引起心搏骤停的病因或诱因，以便及时采取相应的急救措施。

（二）人工气道

1. 口咽气道（OPA）

主要应用于意识丧失、无咳嗽和咽反射的患者。OPA 为 J 形装置，可置于舌上方，从而将舌和咽下部软组织从咽后壁移开。正确置入 OPA 可以防止舌或上呼吸道肌肉松弛造成的气道梗阻，有助于应用球囊—面罩装置提供足够的通气。但不正确的操作会将舌推至下咽部而引起气道梗阻。OPA 不可用于清醒或半清醒的患者，因其可能刺激恶心和呕吐，甚至喉痉挛，或使 OPA 移位而致气道梗阻。

2. 鼻咽气道（NPA）

NPA 适用于有气道堵塞，或因牙关紧闭或颌面部创伤不能应用 OPA 且有气道堵塞危险的患者。NPA 可在鼻孔和咽之间提供气流通道，比 OPA 易于耐受，可用于清醒或半清醒的患者（咳嗽和咽反射正常的患者）。但对于严重颅面部外伤疑有颅底骨折的患者应慎用，防止其误置入颅内。NPA 的置入亦有助于应用球囊—面罩装置提供足够的通气。

3. 气管插管

如果患者心搏骤停，没有自主呼吸，球囊—面罩通气装置不能提供足够的通气时，气管插管是建立人工气道的主要手段。其优点在于能保持气道通畅，便于清除气道内分泌物，能输送高浓度的氧气，防止患者缺氧和二氧化碳潴留．因此，在有条件时应尽早做气管插管。插管前，给予患者充分供氧，操作要迅速，以免停止心肺复苏时间太长。并可与简易人工呼吸器、麻醉机或通气机相接以进行机械通气。

（三）氧疗和人工通气

1. 氧疗

目前推荐让患者吸入 100% 浓度的纯氧，氧分压高可以加大动脉血液中的氧的溶解量，进而加强氧的运输。但时间宜短，因长时间吸高浓度氧会发生氧中毒。

2. 人工通气

（1）简易呼吸器法。

简易呼吸器由一个有弹性的皮囊、三通呼吸活门、衔接管和面罩组成。在皮囊活门空气入口处有单向活门，以确定皮囊舒张时空气能单向流入；其对侧方有氧气入口，有氧气条件下可由此输氧 10～15L/min，可使吸入氧浓度增至 75% 以上。

（2）机械人工呼吸。

气管插管、呼吸机加压给氧呼吸可减少呼吸道无效腔，保证足够供氧，呼吸参数易于控制，是最有效的人工呼吸，院内复苏应提倡使用。

（四）循环支持

1. 心电、血压监测

CPR 时，应及时连接心电监护仪或除颤仪心电示波装置或心电图机进行持续心电监测，及时发现心律失常，准确辨认心律失常，以采取相应的急救措施，如室颤时，立即给予除颤；检测心律要迅速，如果观察到规律心律，应检查有无脉搏如对脉搏是否存在有任何怀疑，应立即开始胸部按压，监测中还应注意任何心电图的表现均应与患者的临床实际情况紧密联系。

2. 建立给药途径

心搏骤停时，在不中断 CPR 和快速除颤的前提下，应迅速建立静脉通路。

（1）静脉给药。

迅速建立有效的静脉通路，能够保证复苏用药准确，尽快发挥作用。应首选建立外周静脉通路给予药物和液体，常选用肘前静脉（如肘正中静脉或贵要静脉）、颈外静脉，尽量不用手部或下肢静脉。

（2）气管内给药。

某些药物如肾上腺素、利多卡因、阿托品及安定等可经气管插管或环甲膜穿刺注入气管，可迅速通过气管、支气管黏膜吸收而进入血液循环。其吸收速度与静脉注入速度相近，而作用时间为静脉给药的 2～5 倍，但药物可被气管内分泌物稀释或因气管黏膜血循环不足而吸收减慢，需要大剂量才能达到一定效果。因此，其剂量应为静脉给药的 2～3 倍，使用 5～10mL 生理盐水或蒸馏水稀释后，将药物直接注入气管，并接正压通气，以便药物弥散至两侧支气管。

3. 常用药物

（1）肾上腺素。

其是 CPR 的首选药物，能兴奋 α-、β-肾上腺素受体。兴奋 α-肾上腺素受体可收缩外周血管，提高血压，增加冠状动脉和脑等其他重要脏器的灌注压。兴奋 β-肾上腺素受体的作用具有争议，因其能增加心肌负荷，降低心内膜下灌注。肾上腺素用法是 1mg 静脉推注，每 3～5 分钟 一次。给药后应再推注 20mL 液体，促进药物更快到达中心循环。

（2）血管升压素。

其是非肾上腺素能血管收缩药，也能引起冠脉和肾血管收缩，有利于恢复自主循环。CPR 时，可使用血管升压素 40U 替代第一或第二剂肾上腺素。

（3）胺碘酮。

用于治疗对 CPR、除颤和血管升压药物无反应的室颤或无脉性室速，是一种可影响钠、钾和钙通道的合成药物，具有阻滞 α、β-肾上腺素受体特性。胺碘酮用法是首次 300mg，缓慢静脉注射。如无效，给予 150mg 静脉推注或维持滴注。

（4）利多卡因。

利多卡因是广为熟知、长期使用无即刻不良反应的抗心律失常替代药物。当不能获得胺碘酮时，可应用利多卡因替代胺碘酮。初始剂量为 1～1.5mg/kg 静脉推注，如室颤和无脉性室速持续存在，5～10 分钟后，再以 0.75mg/kg 剂量给予静脉推注，最大剂量不超过 3mg/kg。

（5）硫酸镁。

能有效终止尖端扭转型室速。如果室颤／无脉性室速心搏骤停与尖端扭转型室速有关，可给予硫酸镁 1～2g 稀释到 5% 葡萄糖溶液 10mL 中，缓慢（5～20 分钟）静脉推注。对尖端扭转型室速应立即进行高能量电击治疗，硫酸镁仅是辅助药物，用于治疗或防止尖端扭转型室速复发时应用，不建议心搏骤停时常规使用。

（6）阿托品。

其是副交感神经拮抗剂，可以解除迷走神经对心脏的抑制，从而提高窦房结的自律性，促进心房和房室结的传导，加快心率。可作为引起临床症状（低血压、缺血引起的胸部不适、意识变化、休克症状）的持续性心动过缓等待起搏时的治疗措施。首次静脉推注 0.5mg，每隔 3～5mm 可重复一次，最大总剂量为 3mg。阿托品静脉注射后立即发生药理作用，可引起心动过速、心肌耗氧量增加，对心肌缺血或急性心肌梗死患者可加重缺血或扩大梗死面积，用药时应注意观察。

（7）碳酸氢钠。

复苏初期（15～20分钟）不应过分积极补充碳酸氢钠。心搏骤停或复苏时间过长者，或早已存在代谢性酸中毒、高钾血症、三环类抗抑郁药物过量患者可适当补充碳酸氢钠，初始剂量1mmol/kg体重，静脉滴注，以后根据血气分析结果调整补给量，防止产生碱中毒。

三、延续生命支持

心肺复苏后，由于脏器血液灌注不足和缺氧，引起组织细胞不同程度损害和再灌注损伤。延续生命支持的重点是脑保护，因为脑细胞对缺血缺氧的耐受性最差。开始进行CPR时即应进行脑保护，并同时严密监测各器官功能。

（一）脑完全性缺血缺氧的病理生理

心搏骤停时机体面临缺血、缺氧，而缺氧首当其冲是对脑（中枢神经系统所在）的损害。脑组织耗氧量高，能量存储少，无氧代谢能力有限。因此，脑组织对缺氧很敏感，在正常体温下，心脏停搏4～6分钟，即可造成"不可逆"的脑损伤。

脑复苏是复苏的最终目的，直接关系到整个复苏的成败。在很大程度上与中枢神经系统功能能否恢复有密切关系。临床数据表明，心搏骤停患者恢复自主循环后1/3未能得到脑复苏而死亡，1/3长期存活者可遗留运动、认知障碍，其中仅1%～2%能生活自理。近年来心搏骤停后神经系统受损的严重性和正确的治疗方法已经越来越引起临床专家的关注。脑复苏进行得有效与否也是决定患者能否全面康复的重要环节之一。

缺氧对脑组织造成的损害：①脑血管自动调节机能丧失，脑血流量减少。②脑细胞代谢紊乱、脑水肿。③微血管管腔狭窄，微循环灌注受限。④二氧化碳蓄积，渗透压升高，加重脑水肿。

（二）脑复苏

1. 维持血压

循环停止后，将血压维持在正常或稍高于正常水平，以恢复脑循环和改善周身组织灌注，同时应防止血压过低。血压过高可加重脑水肿，血压过低可加重脑及其他重要脏器组织的缺血、缺氧。

2. 呼吸支持

大脑缺氧既是脑水肿的重要根源，也是阻碍恢复呼吸的重要因素。因此在心搏骤停开始时，应及早加压给氧，以纠正低氧血症。目前认为高通气量可以导致高气道压力和内源性呼气末正压的产生，从而导致脑静脉压和颅内压增高，进而导致脑血流减少，进一步加重缺氧，所以，心搏骤停后应避免高通气治疗，只要维持正常pH和$PaCO_2$即可。

3. 降温

（1）降温方法。

①物理降温：在头部放置冰帽，在两侧颈部、腋下和腹股沟应用冰袋，身体可用冰毯。②药物降温：药物降温必须和物理降温同时使用，可应用冬眠药物。

（2）降温持续时间。

持续时间根据病情决定，一般需要 2 ~ 3 天，严重者可能需要 1 周以上。为了防止复温后脑水肿反复和脑耗氧量增加而加重脑损害，故降温持续至中枢神经系统皮质功能开始恢复（以听觉开始恢复为指标）。然后逐步停止降温，让体温自动缓慢上升，绝不能复温过快，一般每 24 小时提升 1 ~ 2℃为宜。

（3）降温开始时间。

降温时间越早越好，复苏早期应该严密监测脑功能并采取积极的复苏措施，在不影响 CPR 的情况下，应尽早采取有效的降温措施，争取在抢救开始后 5 分钟内用冰帽进行头部降温。以最快的速度，力争在 30 分钟之内使体温降至 37℃以下，于数小时内逐渐降至要求的体温。

（4）降温深度。

无论患者体温正常还是升高，均应将体温（肛温或鼻腔温度）降至 32 ~ 34℃并维持。脑组织温度降至 28℃时，脑电活动明显呈保护性抑制状态，但体温降至 28℃时容易诱发室颤等严重心律失常，所以宜采用头部重点降温法。降温可保护缺氧的脑组织，停止颅内充血（或出血），使颅内压降低一般要求在 6 小时内降到 30 ~ 32℃上，24 ~ 48 小时后保持在 33 ~ 35℃。

（5）降温的注意事项。

降温的总原则是及早降温、平稳降温、深度降温、持续降温、缓慢升温，降温过程要平稳，及时处理副作用，为防止寒战和控制抽搐，可用小剂量肌松剂或镇静剂；根据病情需要，逐渐复温，自下而上撤冰袋。

4. 脑复苏药物的应用

（1）冬眠药物。

用于辅助物理降温，主要目的在于消除低温引起的寒战，解除低温时的血管痉挛，改善循环血流灌注。冬眠药物的应用应先于物理降温，可选用冬眠Ⅰ号（哌替啶 100mg、异丙嗪 50mg、氯丙嗪 50mg）分次肌内注射或静脉滴注。

（2）脱水剂。

为了防止脑水肿，在降温和维持血压平稳的基础之上，宜及早应用脱水剂，通常选用高渗性脱水剂（如 20% 的甘露醇 250mL 快速静脉滴注），利尿剂（如呋塞米 20mg 静脉注射），视病情重复使用。

（3）巴比妥类药物。

巴比妥作为镇静、安眠、止痉的药物，对不完全性脑缺血、缺氧的脑组织具有良好的保护作用。用药物有硫喷妥钠。

（4）钙离子通道阻滞剂。

可防止和解除脑血管痉挛，改善脑血流，阻断钙离子内流，明显减轻脑损害。常用的药物有多氟嗪和尼莫地平。

第三节　复苏后的监测与护理

患者复苏成功后病情尚未稳定，需要通过各种监护方法对患者的病情变化和器官功能进行监测，提供器官功能支持和细致的护理。

一、酸碱平衡的监护

循环呼吸停止后，组织细胞由于缺氧转为无氧代谢，三羧酸循环不能进行，大量乳酸、丙酮酸形成，钾离子外移，钠离子和氢离子向细胞内弥散，形成细胞内代谢性酸中毒。同时因呼吸停止，体内 CO_2 不能经呼吸排出，$PaCO_2$ 升高，形成呼吸性酸中毒。心跳停止时间越长，混合性酸中毒越严重。

（一）呼吸性酸中毒

主要通过建立有效的人工呼吸来纠正。对于气管插管机械通气的患者，根据血气分析调整呼吸机参数，逐步纠正呼吸性酸中毒。

（二）代谢性酸中毒

纠正方法包括碱性药物的应用和呼吸支持。pH ＜ 7.2 时可静脉滴注碳酸氢钠（1mmol/kg，5%NaHCO₃），不宜应用大剂量的碱性药物。迅速建立和健全通气和换气功能。适当应用利尿剂和补充血容量，保护肾脏排酸保碱的功能，充分发挥肾脏的代偿功能。

（三）严密监测患者

护理中应密切观察患者，如出现呼吸急促、烦躁不安、皮肤潮红、多汗和二氧化碳潴留导致的酸中毒症状，应及时采取措施。

二、循环功能监测

（一）心电监护

复苏后心律不稳定，应给予连续心电监护，及早发现和处理心律异常，做好除颤准备。

（二）血流动力学监测

复苏后患者血流动力学处于极不稳定状态，无创动脉压监测往往不能满足监测的要求，需要选择有创性动脉监测。必要时使用右心漂浮导管连续监测心血管系统的压力。每 15 分钟测量脉搏、心率和血压 1 次，平均动脉压应维持在 65mmHg 以上，否则可应用血管活性药物。CVP 监测对于了解低血压的原因、决定输液量和指导用药有一定的意义，结合血压监测，临床意义更大。冠脉灌注压（CPP）与心肌血流量和自主循环恢复相关。CPP ≥ 15mmHg 是自主循环恢复的前奏。复苏中如有动脉血压监测，应最大限度提高动脉舒张压以提高 CPP。

（三）末梢循环观察

通过观察皮肤和口唇颜色、四肢温度和湿度、指（趾）甲的颜色及静脉充盈情况来判定。

（四）尿量

记录单位时间内的尿量来评价心排血功能。

三、呼吸功能监测

（一）保持呼吸道通畅

加强呼吸道管理，注意呼吸道湿化。床旁备好吸引器，呼吸道分泌物及时吸出。部分患者仍然需要机械通气和高浓度氧疗，注意避免过度通气，应维持 $PaCO_2$ 在 35 ～ 45mmHg。

（二）肺部并发症的监护

心搏骤停后由于肺循环的中断、呼吸停止，咳嗽反射停止，应用冬眠药物等因素的影响，增加了肺部感染的概率。对于痰多不能自行咳出，评估短期内不能清醒的患者，行气管切开，并积极预防肺部感染的发生、定时翻身、扣背、湿化气道和合理应用抗生素，胸部 X 线检查，及时发现与处理复苏后心肺并发症（如气胸、气管导管移位等）。

（三）呼气末二氧化碳监测

对于气管插管的患者连续监测，呼气末二氧化碳波形及数值不仅可以监测胸部按压是否有效，同时可以判定患者的自主呼吸是否恢复，自主呼吸恢复将出现呼气末二氧化碳突然上升。

四、脑缺氧监测

（一）观察患者意识

发现定向力障碍、表情淡漠、嗜睡等脑缺血、缺氧症状加重的情况，应立即采取紧急措施。如瞳孔缩小，对光反射恢复，角膜、吞咽、咳嗽反射逐渐恢复，说明脑功能在恢复。

（二）监测颅内压

根据颅内压及时调整药物治疗，安静状态下颅内压正常值为 $8 \sim 15$ mmHg。

五、肾功能监测

除监测尿量的变化外，还应观察尿的颜色及比重。

六、血糖监测

成年人自主循环恢复后，空腹血糖的控制目标为 $8 \sim 10$ mmol/L。

第七章 常见急症发病及护理技术分析

第一节 呼吸困难发病及护理技术

呼吸困难是指各种原因引起的患者主观上感觉呼吸气量不足或呼吸费力，客观上表现为呼吸频率、深度、节律的异常。用力呼吸时可出现鼻翼扇动、发绀、端坐呼吸，可见辅助呼吸肌参与呼吸运动。

一、病因与发病机制

引起呼吸困难的原因主要是呼吸系统疾病和心血管系统疾病所致。

（一）呼吸系统疾病

1. 气道阻塞

喉与气管疾病，如急性喉炎、喉水肿、喉癌、白喉、喉与气管异物、气管肿瘤、气管受压（甲状腺肿大、纵隔肿瘤等）；气管疾病，如支气管哮喘、慢性支气管炎、支气管肺癌等。

2. 肺疾病

肺实质疾病，如大叶性或支气管肺炎、肺脓肿、肺水肿、肺不张、肺尘埃沉着症、弥漫性肺间质纤维化及急性呼吸窘迫综合征等。

3. 胸廓、胸膜疾病

如气胸、大量胸腔积液、广泛显著胸膜增厚、胸廓外伤和严重胸廓、脊柱畸形等。

4. 神经—肌肉疾病

如脊髓灰质炎和运动神经元疾病累及颈椎、急性多发性神经根神经炎、重症肌无力、药物（肌松剂等）致呼吸肌麻痹等。

（二）中毒性呼吸困难

1. 各种原因引起的酸中毒

如急慢性肾衰竭、糖尿病酮症酸中毒、肾小管酸中毒等。

2. 急性感染与传染病

体温增高及毒性产物刺激呼吸中枢，使呼吸频率增加。如急性肺炎、乙脑等。

3. 药物和化学物质中毒

如吗啡类、巴比妥类、苯二氮䓬类药物、有机磷杀虫药中毒和一氧化碳、亚硝酸盐类、苯胺类、原化物（包括含氰化物较多的苦杏仁、木薯）中毒等。

呼吸困难的主要发生机制略有不同，可分为：

（1）呼吸中枢受刺激，兴奋性增高，酸中毒是间接通过刺激颈动脉窦和主动脉体化学感受器或直接作用于呼吸中枢，增加肺泡通气排出 CO_2。

（2）各种中毒所致呼吸困难，对呼吸中枢的影响有所不同，一氧化碳与血红蛋白（Hb）形成碳氧血红蛋白和亚硝酸盐、苯胺类，使 Hb 转变为高铁血红蛋白，致 Hb 失去氧合功能；而氰化物中毒着，氰抑制细胞色素气化酶活性，致细胞呼吸受抑制（内窒息），导致组织缺氧而引起呼吸困难。

（三）神经经神性呼吸困难

（1）器质性颅脑疾患，如颅脑外伤、脑血管病、脑炎、脑膜炎、脑脓肿及脑肿瘤等

（2）精神或心理疾病，如癔症等。

呼吸困难发生的主要机制在前者因呼吸中枢兴奋性受颅内压增高和供血减少的影响而降低；后者是由于受到精神或心理因素影响致呼吸频率明显增快。

二、护理评估与病情判断

（一）护理评估

1. 病史

评估患者病史、发生时间、起病缓急、诱因、伴随症状、活动情况、心理反应和用药情况等，发病前有无异物吸入及外伤史、过敏史、与感染相关的肺部疾病病史，以及心脏病史等。

2. 临床表现

评估患者神态、面容、表情、口唇、指（趾）端皮肤颜色，呼吸的频率、节律、深浅度，体位，胸部体征，心率，心律等。呼吸困难伴发的特有症状：如夜间阵发性呼吸困难常提示左心功能不全；剧烈胸疝常提示心脏或胸膜病变；肢体软弱无力或行为改变提示神经、

精神疾病；贫血常提示血液系统疾病、恶性肿瘤等。

3. 心理—社会支持情况

呼吸困难患者在发作时由于自觉空气不足，常有紧张、恐惧、惊慌等情绪反应，甚至出现濒死感；患者夜间也常出现呼吸困难而影响休息，可产生焦虑情绪，担心生活、工作会受到影响；此外，因患者在呼吸困难严重时生活难自理，也会给家庭、亲属带来较大的心理和经济压力。

4. 辅助检查

评估血氧饱和度、动脉血气分析、胸部 X 线检查、CT、肺功能检查等。

（二）病情判断

通过观察患者的胸廓外形及呼吸肌活动情况，有无"三凹征"和颈静脉充盈、触摸脉率、叩诊胸廓和听诊呼吸者，评估呼吸困难患者的体征。肺栓塞患者可有颈静脉充盈，肺部可闻及局部湿性啰音及哮鸣音，肺动脉瓣第二心音亢进或分裂，严重时血压下降甚至出现休克，支气管哮喘急性发作时胸部为过度充气状态，吸气性"三凹征"，双肺可闻及广泛的呼气和哮鸣音，但非常严重的哮喘发作可无哮鸣音（静寂胸）。呼吸浅快、桶状胸、叩诊呈过清音，辅助呼吸肌参与呼吸运动，并出现胸腹矛盾运动，常见于 COPD。患侧胸廓饱满，叩诊呈鼓音，听诊呼吸音减弱或消失应考虑气胸。

三、护理诊断 / 问题

（1）气体交换受损，与支气管痉挛、气道炎症、气道阻塞有关。

（2）恐惧，与呼吸困难反复发作伴濒死感有关。

（3）潜在并发症，窒息。

（4）知识缺乏，缺乏对疾病过程及病情变化的相关知识。

四、救治与护理

（一）救治原则

保持呼吸道通畅，迅速纠正缺氧、改善通气、积极治疗原发病，去除病因，控制感染。

（二）护理措施

1. 院前急救

协助患者取半坐卧位或端坐卧位，保持气道通畅、吸氧保持呼吸道通畅，对于任何类型的呼吸困难都是治疗和护理最重要的措施之一。建立静脉通路、心电监护、监测血氧饱和度等，注意生命体征变化。

2. 院内救护

（1）给氧：在没有判断出呼吸困难原因之前，先给予低浓度吸氧，一般不超过40%。保持呼吸道通畅。

（2）病情观察：密切观察患者生命体征及神志变化，观察呼吸困难的改善情况，根据呼吸困难（缺氧）的程度调整，使动脉血氧分压＞60mmHg或血氧饱和度（SpO_2）＞90%。根据各项监护参数分析呼吸困难及缺氧改善情况，及时调整。

（3）配合治疗：建立静脉通道，按医嘱及时给予各种药物。①控制感染：呼吸困难伴有呼吸道和肺部感染，遵医嘱给予广谱抗生素静脉滴注。②解痉平喘：如肾上腺素受体激动剂、糖皮质激素、茶碱类药物等。

（4）心理护理：尊重关心患者，了解患者的心理感受，当患者呼吸困难引起烦躁不安、恐惧时，医护人员应陪伴身边，适当安慰，使患者保持情绪稳定，增强安全感；告知患者积极配合治疗，呼吸困难会得到缓解，减轻患者的焦虑情绪。

（5）健康指导：①指导患者家属认识本病的病因，做好预防，避免再次发病。②按医嘱正确合理用药，积极配合治疗。③合理安排休息，避免精神体力过劳，指导患者进行呼吸肌锻炼和全身运动锻炼，改善呼吸功能，防止并发症的发生。④合理饮食，戒烟戒酒，保持情绪稳定。⑤配合氧疗或机械通气。

第二节　窒息发病及护理技术

窒息是人的呼吸过程由于某种原因受阻或异常所产生的全身各器官组织缺氧，二氧化碳潴留而引起的组织细胞代谢障碍、功能紊乱和形态结构损伤的病理状态。当人体严重缺氧时，器官和组织会因为缺氧而广泛损伤、坏死，尤其是大脑。气道完全阻塞造成不能呼吸，窒息1分钟心跳就会停止，窒息是危重症最重要的死亡原因之一。

一、病因与发病机制

（一）病因

（1）气道阻塞：呼吸道分泌物部分或完全堵塞呼吸道或人工气道管腔、气道异物、喉阻塞、淹溺、颈部被缠或被捏、食物（如流食）或出血等阻塞气道。

（2）低氧呼吸：如CO中毒等。

（3）其他：接触氰化物，闭气过久，被沙、山泥或雪活埋等。

甲亢术后、老人、儿童（特别是1～4岁婴幼儿），是窒息的高危人群。本节主要讨论气道阻塞引起的窒息。

（二）发病机制

由于机体的通气受限或吸入气体缺氧导致肺部气体交换障碍，引起全身组织、器官缺氧，进而导致体内酸碱失衡，各脏器功能不全、衰竭而死亡。

二、护理评估与病情判断

（一）护理评估

1. 健康史

详细询问病史，了解有无异物吸入及外伤、手术史、有无CO中毒及接触鼠化物等病史。

2. 辅助检查

通过血气分析、胸部平片、纤维支气管镜等检查，可判断引起窒息的原因。

3. 心理—社会支持

一般情况下，患者窒息经过抢救大多能恢复，但严重窒息可遗留后遗症，甚至死亡，患者及家属常有紧张、恐惧、惊慌等情绪反应。

（二）病情判断

当窒息发生时，病情危急，及时救治是关键。气道被异物阻塞时，患者可表现为突感胸闷、张口瞪目、呼吸急促、烦躁不安、严重发绀，吸气时锁骨上窝、肋间隙和上腹部凹陷，呼吸音减弱或消失。

三、护理诊断／问题

（1）气体交换受损，与呼吸、循环障碍等有关。
（2）潜在并发症为多器官功能受损。
（3）焦虑，与病情严重、预后不良有关。

四、救治与护理

（一）救治原则

当窒息发生时，保持呼吸道通畅是关键，其次是采取病因治疗。对于气道不完全阻塞的患者，应查明原因，采取病因治疗和对症治疗。对于异物阻塞大气道，有危及生命者，应尽早配合取出异物，可采用海姆立克手法急救或经内镜（直接喉镜、纤维支气管镜）取出异物。

（二）护理措施

1. 即刻护理

①迅速解除窒息因素，保持呼吸道通畅。②给予高流量吸氧，使血氧饱和度恢复90%

以上，必要时建立或重新建立人工气道，给予人工呼吸支持或机械通气。③保证静脉通路畅通，遵医嘱给予药物治疗。④监测生命体征，给予心电、血压、呼吸、血氧饱和度监护，遵医嘱采动脉血做血气分析。⑤备好急救物品，如吸引器，呼吸机气管插管、喉镜等开放气道用物。

2. 病情观察

随时注意患者呼吸、咳嗽及全身情况，如窒息后呼吸急促、嘴唇发绀、烦躁不安等症状仍不能改善或逐渐加重，应准备继续抢救。

3. 治疗配合

（1）气道异物：气道异物有危及生命的可能，应尽早配合取出异物，以保持呼吸道通畅，防止窒息及其他并发症的发生。可使用手法排除异物，或经内镜（直接喉镜、支气管镜、纤维支气管镜）取出异物。如确实难以取出的异物，应做好开胸手术、气管切开的准备，对明显气道阻塞的患者，紧急情况下可用粗针或剪刀行环甲膜穿刺或切开术，以开放气道。

（2）喉阻塞：喉阻塞患者重点是保持呼吸道通畅。对舌后坠及喉阻塞者可使用口咽通气管开放气道。如气管狭窄、下呼吸道梗阻所致的窒息，应立即做好施行气管插管或气管切开术的准备，必要时行人工机械通气。

（3）大咯血：如为肺部疾病所致大咯血，有窒息前兆症状时，应该：①立即将患者取头低足高45°的俯卧位，轻拍背部以利引流。②保证呼吸道通畅，及时吸出口腔内的血块。③在解除呼吸道阻塞后，按医嘱给予吸氧、呼吸兴奋剂，以改善缺氧。

4. 心理护理

嘱咐患者安静休息，避免剧烈活动，对精神紧张、恐惧的患者进行安慰和解释工作。

5. 健康指导

强调疾病预防的重要性，防范淹溺、误吸、煤气中毒等意外事故发生，指导患者及家属掌握气道畅通技术，紧急情况下能开展自救互救。

第三节　急性胸痛发病及护理技术

急性胸痛是急诊患者就诊常见的主诉，约占急诊总数的5%。急性胸痛是一些致命性疾病的主要临床表现，如急性冠状动脉综合征（ACS）、主动脉夹层、急性肺栓塞、气胸等。急诊处理的关键是快速识别可能致命的疾病，给予及时正确的急诊处理。

一、病因与发病机制

急性冠状动脉综合征是急性胸痛中最常见的病因。ACS 是在冠心病发展过程中以冠状动脉粥样硬化为病理基础，以粥样硬化斑块不稳定为基本病理生理特点，以急性心肌缺血为共同特征的一组疾病，包括不稳定心绞痛、非 ST 段抬高型心肌梗死和 ST 段抬高型心肌梗死。其中每种疾病由于心肌缺血损伤程度不同而表现为不同严重程度的胸痛。

主动脉夹层是指主动脉内的血液经内膜撕裂口流入囊样变性的主动脉中层，形成夹层血肿，并随血流压力的驱动，沿主动脉壁纵轴延伸剥离导致的严重心血管急症。由于机械压迫、刺激和损伤导致突发撕裂样的胸部疼痛。

急性肺栓塞引起的胸痛与低氧血症、冠状动脉灌注减少、肺动脉高压时的机械扩张和波及壁层胸膜有关。

胸痛的病因如表 7-1 所示。

表 7-1　胸痛的病因

	危重症	重症	非急症
心血管系统	急性心肌梗死	不稳定型心绞痛	心脏瓣膜病
	急性冠状动脉缺血	冠状动脉痉挛	主动脉瓣狭窄
	变异型心绞痛	二尖瓣脱垂	主动脉夹层
	心包压塞	心肌炎	肥厚型心肌病
肺	肺栓塞	气胸	肺炎
	张力性气胸	纵隔炎	胸膜炎、肿痛
消化道	食管破裂	食管贲门撕裂	食管痉挛
		胆囊炎	食管反流
		胰腺炎	消化性溃疡
肌肉骨骼	—	—	肋骨骨折
			肿瘤
			肋软骨炎
			非特异性胸壁痛
神经系统	—	—	神经根压迫
			胸廓出口综合征
			带状疱疹

二、护理评估与病情判断

（一）护理评估

1. 健康史

详细询问病史，了解患者有无心血管疾病、有无异物或腐蚀剂吞服等；了解患者的工作性质、劳动强度，是否有过度紧张、过度疲劳以及用药情况，判断胸痛的病因及诱发因素。

2. 身体状况

急性胸痛的临床表现各异，可有不同程度、不同性质的胸部疼痛，凡表现面色苍白、出汗、发绀、呼吸困难及生命体征异常，无论病因如何一般均属危急状态。

（1）起病：急性冠脉综合征多在 10 分钟内胸痛发展到高峰，而主动脉夹层是突然起病，发病时疼痛最严重。

（2）疼痛部位及放射：心绞痛或心肌梗死的疼痛常位于胸骨后或心前区，向左肩和左臂内侧放射，也可向左颈或面颊部放射而被误诊为牙痛。主动脉夹层引起的疼痛在前胸、颈、喉提示升主动脉受累，降主动脉夹层疼痛以肩胛区、背、腹部、腰部或下肢为主。肺栓塞、气胸常呈剧烈的患侧胸痛，伴有呼吸困难等症状。

（3）性质：疼痛的性质多种多样，程度可呈剧烈、轻微或隐痛。心绞痛和心肌梗死呈压榨样痛并伴有压迫室息感，主动脉夹层为突然发生的胸背部撕裂样剧痛，肺栓塞有胸膜炎性胸痛或心绞痛样疼痛。

影响因素心绞痛可在劳累或情绪激动时诱发，休息或含服硝酸酯类药物于几分钟之内缓解，而心肌梗死所致的胸痛用上述方法疼痛缓解不显著；食管、纵隔及心包疾病所致的胸痛因吞咽而加重。

3. 心理—社会支持状况

评估患者有无焦虑、恐惧、濒死感，急性冠脉综合征的胸痛呈压榨样痛伴室息感，患者多有恐惧情绪，且缺乏有效的应对措施。

4. 辅助检查

心肌肌钙蛋白、磷酸肌酸同工酶等生化检查是心肌损伤最敏感和特异的指标。另外，心电图、超声心动图可协助判断疼痛的原因。

（二）病情判断

两侧上肢血压及脉搏明显不对称提示主动脉夹层，脉压减小或奇脉提示心包压塞，单侧或双侧不对称性，下肢肿胀、疼痛同时伴有呼吸困难等症状，提示肺栓塞胸痛伴有血流动力学异常，如大汗、颈静脉怒张、血压下降或休克时，多见于急性心肌梗死、主动脉夹层、心包压塞等致命性胸痛，伴有腰背痛，也见于主动脉夹层。较剧烈而持续的心前区疼痛伴发热，呼吸、咳嗽时加重可能为急性非特异性心包炎。

三、护理诊断／问题

（1）疼痛，与心肌血供急剧减少或中断，发生缺血性坏死有关。

（2）恐惧，与突然发生的剧烈胸痛，并惧怕再发作有关。

（3）潜在并发症为心律失常、心力衰竭、心源性休克。

四、救治与护理

（一）救治原则

急性胸痛的处理原则是首先集中精力迅速判断是否属于致命性胸痛，给予积极救治，然后针对病因进行治疗。

1. 急性冠脉综合征

对潜在急性冠脉综合征患者进行针对性的评估，对可能出现急性冠脉综合征的患者给予氧气、阿司匹林、硝酸甘油，必要时给予吗啡；对非 ST 段抬高型心肌梗死进行恰当的检查评估，并积极抗心肌缺血治疗、抗凝（抗栓）治疗，对 ST 段抬高型心肌梗死，应尽快恢复心肌的血液灌注，保护和维持心脏功能，并及时处理严重心律失常、心源性休克和急性心力衰竭等并发症。

2. 急性主动脉夹层

积极给予镇静与镇痛治疗，给予控制血压负性心率与负性心肌收缩力的药物。必要时介入或外科手术治疗。

3. 急性肺栓塞

在呼吸循环支持治疗的基础上，以抗凝治疗为主，伴有明显呼吸困难、胸痛、低氧血症的大面积肺栓塞病例，采取溶栓、外科手术取栓或介入导管取栓治疗。

（二）护理措施

1. 即刻护理

任何原因引起的胸痛在没有明确病因时，应给予：①立即停止活动，卧床休息。②当有低氧血症时，给予双鼻道或面罩吸氧，使血氧饱和度≥ 94%。③连接心电、血压、呼吸和血氧饱和度监测。④对于致命的并发症，如室颤、无脉性室速等，做好除颤和 CPR 的准备。

2. 病情观察

密切观察血压、呼吸，尤其是胸痛时的心律和心电图变化；观察胸痛的部位、性质、严重程度、有无放射性、持续时间和缓解因素。及时向医生报告患者出现的症状。

3. 治疗配合

（1）针对病因用药：按医嘱使用改善心肌供血的药物，如硝酸酯类或溶栓剂。

（2）使用镇痛药：如吗啡或哌替啶，以缓解患者的疼痛和紧张情绪，使用中注意观察药物对呼吸功能的抑制。

（3）配合再灌注心肌的护理：起病 3～6 小时最多在 12 小时内，做好使闭塞冠状动脉再通的准备，使心肌得到再灌注，减小心肌坏死的范围。溶栓疗法一般要求在起病后 6 小时内使用纤溶酶激活剂（如尿激酶），经静脉给药或冠脉内给药。一般冠脉内给药溶栓效果比静脉内给药好，但须先行冠状动脉造影。此外，近年来，也常采用经皮冠状动脉介入治疗，以紧急扩张病变血管。协助医生向患者及家属介绍介入治疗的目的、方法，按医嘱做好介入治疗的术前准备。

（4）主动脉夹层的护理：①按医嘱给予降压药物，降压可以减轻或缓解患者胸痛，防止主动脉破裂，争取手术机会，降压药首选硝普钠，使用过程中注意监测患者的血压，随时调整硝普钠的滴注速度，血压不高的患者不宜进行降压。②按医嘱为患者做好接受介入或外科手术治疗的准备或外科手术准备。

4. 心理护理

在胸痛发作时，护士应关心体贴患者，守护在身旁，有针对性地进行耐心解释、安慰和鼓励，以增强患者康复的信念，积极配合救治。

5. 健康指导

指导患者认识胸痛的原因和诱因，强调防范的重要性。对 ACS 患者，要改变生活方式，应合理膳食、适当运动、控制体重、戒烟，平时注意休息，不可过于劳累，避免情绪激动，减轻精神压力。

第四节 急性心力衰竭发病及护理技术

一、病因与发病机制

（一）病因

1. 急性心肌坏死或损伤

①急性弥漫性心肌损害，如急性心肌炎、急性广泛心肌梗死等，引起的心肌收缩无力，导致急性心力衰竭。②急性的机械性梗阻，如严重的二尖瓣或主动脉瓣狭窄、左心室流出道梗阻，可导致心脏压力负荷加重，排血受阻，导致急性心力衰竭。

2. 急性血流动力学障碍

①急性心脏负荷过重：如急性心肌梗死、感染性心内膜炎或外伤引起的瓣膜损害、腱索断裂、心室乳头肌功能不全、瓣膜穿孔等，引起继发性心肌收缩力减弱，导致急性心力衰竭。②急性的心室舒张受限，如急性大量心包积液引起的急性心脏压塞，使心排出量降低、体循环淤血，导致急性心力衰竭。

3. 其他

全身的各种感染急性加重、快速型心律失常、水和电解质紊乱、输液过多过快、过度劳累、情绪激动、严重贫血、妊娠和分娩、便秘等。

（二）发病机制

各种病因及诱因促使心脏收缩力严重减弱，或左室瓣膜急性反流，心排出量急剧减少，左室舒张末压迅速升高，肺静脉回流不畅，导致肺静脉压快速升高，肺毛细血管压随之升高，使血管内液体渗入肺间质和肺泡内，形成急性肺水肿。肺水肿早期可因交感神经激活致血管收缩，引起血压过性升高，但随病情持续进展，血管反应减弱，血压会持续下降。

二、护理评估与病情判断

（一）护理评估

1. 健康史

紧急了解患者既往史和发病诱因。

2. 临床表现

（1）症状：突然出现严重的呼吸困难，呼吸达 30～40 次/分，呈端坐呼吸，频繁咳嗽，咳出粉红色泡沫样痰，面色苍白、口唇青紫、大汗、皮肤湿冷、烦躁不安、恐惧，极重者神志模糊。

（2）体征：双肺可闻及广泛的水泡音和哮鸣音，心尖部可闻及奔马律，血压早期可升高，随后下降，严重的导致心源性休克。

3. 心理与社会支持状况

因病情突然加重，发病时有窒息感，易产生濒死的恐惧心理。患者病情变化快，家属心理紧张和恐惧加重。

4. 辅助检查

（1）实验室检查：脑钠肽（BNP）、动脉血气分析、血常规、血糖、电解质和心肌损伤标志物等。

（2）心电图：可帮助了解有无心律失常、急性心肌缺血等表现。

（3）影像学 X 射线检查：可确定心影大小及外形，观察肺淤血、肺动脉高压及肺部病变情况，并可大致判断心力衰竭的程度。

（4）超声心动图：可显示左心房、左心室肥大，心室壁运动幅度明显减低，左室射血分数减低及基础心脏病表现等。

（5）血流动力学监测：肺动脉楔压（PAWP）＞18mmHg，右心房压正常或轻度升高，左心室舒张终末压力升高，心脏指数（CI）则相反。

（二）病情判断

根据临床症状和体征，辅助检查，急性左心衰以急性肺水肿或心源性休克为主要表现；血脑钠肽增高的程度与心衰的严重程度呈正相关，可作为评定心衰的进程和判断预后的指标，动脉血气分析中 PaO_2 呈不同程度降低。急性肺水肿早期，因过度换气，可致 PaO_2 降低，出现呼吸性碱中毒，因组织缺氧产生无氧代谢，致代谢性酸中毒。

三、护理诊断／问题

（1）气体交换受损，与左心衰竭致肺淤血有关
（2）体液过多，与右心衰竭致体静脉淤血、水钠潴留、低蛋白血症有关。
（3）活动无耐力，与心排出量下降有关。

四、救治与护理

（一）救治原则

抢救原则是迅速改善组织供氧，减轻心脏负荷，增加心排出量，纠正诱因，治疗病因，尽快改善症状和稳定血流动力学状态，同时避免或减少心肌损害。

（二）护理措施

1. 即刻护理

将患者置于坐位或半卧位，双腿下垂，以减少静脉回流，减轻心脏负担。注意患者的体位的舒适性与安全性，必要时加用床档以防患者坠床。

2. 氧疗

首先应保持呼吸道通畅，及时清除气道分泌物。立即用鼻导管给氧，流量 6～8L/min、肺水肿患者泡沫痰明显时，湿化瓶内可放入 20%～30% 的乙醇湿化，可使泡沫表面张力降低而破裂，有利于改善通气，病情特别严重者可予面罩给氧或无创机械通气支持。

3. 用药

迅速开放两条静脉通道，遵医嘱正确使用药物，观察疗效与不良反应。

（1）吗啡：给予吗啡 3～5mg 静脉注射，患者常因呼吸困难而精神紧张、烦躁不安，导致全身耗氧量和心脏负担加重。吗啡可使患者镇静，降低心率，同时扩张小血管而减轻心脏负荷，必要时 15 分钟后重复一次。使用时注意观察患者有无出现意识改变和呼吸抑制的表现。老年患者应减量或改为肌内注射。

（2）快速利尿剂：呋塞米 20～40mg 静脉注射，4 小时后可重复一次，可迅速利尿，有效降低心脏前负荷。使用时应熟悉常用利尿剂的名称、应用方法及剂量观察药物的不良

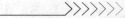

反应，记录尿量及入水量，测取血压、心率，检查精神状态、皮肤弹性、周围静脉充盈度。大剂量强效利尿剂静脉注射速度宜慢或改为静脉滴注。

（3）血管扩张剂：可选用硝普钠、硝酸甘油或酚妥拉明等静脉滴注，需监测血压，有条件者可用输液泵控制滴速。根据血压调整药量，严格按照医嘱用药，维持收缩压在90 ～ 100mmHg。

第五节　急性腹痛发病及护理技术

急性腹痛是指发生在 1 周内，由各种原因引起的腹腔内外脏器急性病变而表现为腹部不适的症状，是急诊科常见的临床症状之一，也是使患者就诊的重要原因之一。其共同特点是突然发生、变化快、病情重，内、外、妇、儿，甚至神经、精神等多个学科的疾病均可引起急性腹痛。临床上其病因复杂、表现多样，若延误诊治极易发生严重后果，甚至死亡。

一、病因与发病机制

（一）腹腔脏器病变引起的腹痛

1. 腹腔脏器的急性炎症

如急性胃炎、急性胃肠炎、急性肠系膜淋巴结炎、急性肾盂肾炎、急性回肠或结肠憩室炎、自发性腹膜炎等；急性胰腺炎、阑尾炎、胆囊炎、急性化脓性胆管炎、腹腔内各种脓肿以及急性盆腔炎等。

2. 腹腔脏器阻塞或扭转

常见的有急性肠梗阻（包括肠套费、肠扭转）、腹内／外疝、胆囊或胆道结石、胆道蛔虫病、尿路结石梗阻、肠系膜或大网膜扭转、急性胃或脾扭转、胃黏膜脱垂症，还有卵巢囊肿蒂扭转等。

3. 胃肠道急性穿孔

消化性溃疡急性穿孔、胃肠道癌或肠炎症性疾病急性穿孔。

4. 腹腔脏器破裂出血

如腹部外伤所致肝、脾、肾等实质脏器破裂，肝癌等破裂；异位妊娠卵巢或黄体破裂。

5. 腹壁疾病

如腹壁皮肤带状疱疹。

6. 腹腔其他疾病

如急性胃扩张和痛经等。

（二）腹腔外脏器或全身性疾病引起腹痛

以胸部疾病所致的放射性腹痛和中毒、代谢疾病所致的痉挛性腹痛为多，常伴有腹外其他脏器病症，而无急性腹膜炎征象。

（1）胸部疾病，如急性心肌梗死、急性心包炎、肋间神经痛等。

（2）代谢及中毒疾病，如铅中毒、尿毒症、糖尿病酮症酸中毒、低钙血症等。

（3）变态反应性疾病，如腹型过敏性紫癜、腹型风湿热。

（4）神经源性疾病，如脊柱结核、带状疱疹、末梢神经炎、腹型癫痫、胃肠功能紊乱、神经功能性腹痛等。

二、护理评估与病情判断

（一）护理评估

1. 既往史

幼年时期以先天性畸形、肠道寄生虫、肠套叠及嵌顿疝为多见。青壮年以急性胃穿孔、阑尾炎等多见。中老年以胆囊炎、肿痛等发病率高。了解既往有无溃疡病、阑尾炎等病史，有无腹部外伤及手术史，有无心肺等胸部疾病和糖尿病、高血压史等。女性应了解月经史。

2. 重点询问腹痛病史

（1）腹痛的起因：有无进食油腻食物、脂肪餐或饮酒，有无剧烈活动或突然改变体位，腹部外伤后发生的腹痛应考虑内出血或胃肠道破裂。

（2）腹痛程度：腹痛程度可反映腹内病变的轻重，但疼痛的个体敏感性和耐受程度差异较大，影响其评价。刀割样剧痛可能为化学刺激引起，如空腔脏器急性穿孔；梗阻性疾病为剧烈疼痛，如肠扭转、卵巢囊肿蒂扭转、肾绞痛等；脏器破裂出血性疾病引起的腹痛略次之，如异位妊娠、脾破裂、肝破裂等；炎症性疾病引起的腹痛较轻，如阑尾炎、肠系膜淋巴结炎等。

（3）腹痛部位：对判断病变部位有重要意义，一般来说，最早出现腹痛的部位或腹痛最显著的部位往往是病变所在位置。①突发剧烈腹痛从一处开始，迅速扩散至全腹者，常为空腔脏器穿孔，腹痛程度较轻的常为实质脏器破裂。始于上中腹部音，一般是胃十二指肠溃疡穿孔；而始于中下腹部者应疑为肠穿孔。外伤性内出血患者最初疼痛在左季肋部者首先考虑脾破裂；疼痛在右上腹部者可能是肝破裂；转移性右下腹痛者应首先考虑阑尾炎。②一般腹痛的部位多与腹腔内脏器所在的部位一致，如胃十二指肠病变腹痛常位于中下腹；小肠病变腹痛多位于脐周；肝胆病变腹痛常位于右腹；胰腺病变腹痛位于中上腹或中上腹偏左；泌尿系病变腹痛位于病侧的侧腹部或后腰部；妇产科病变腹痛位于下腹部；

腹壁病变腹痛常局限于患病处；弥漫性腹膜炎常为全腹部疼痛。

（4）放射痛：腹痛伴有特殊部位的放射痛对疾病很有诊断价值，如右肩部放射痛者常为胆囊炎，腰背部或左肩放射痛者可能为胰腺炎，而放射到腹股沟的阵发绞痛常为输尿管结石。需注意腹腔外脏器病变有时也可产生放射性腹痛，如胸主动脉夹层、心肌梗死时产生的上腹部疼痛等。

3. 全身情况快速评估

应先评估患者的总体情况，初步判断病情的轻、重、缓、急，以决定是否需要做急救处理，如输液、备血输血、给氧、解痉、镇痛等，对危重患者，应重点体检（包括神志、回答问题能力、表情、血压、脉搏、体位、疼痛程度等），之后迅速进行急救处理，待情况允许再做详细检查。腹部体检时应嘱患者取仰卧位，双腿屈曲充分暴露全腹，然后对腹部进行视、触、叩、听四个方面的检查。

4. 心理—社会支持状况

腹痛患者伴随的情绪反应与腹痛的程度及患者对疼痛的感受有关，如急性起病的激烈腹痛常使患者紧张、恐惧，迫切寻求缓解腹痛的方法，而反复发作的腹痛患者常会因担心疾病迁延不愈引起焦虑不安的情绪。尤其是当诊断未明确时，应注意了解患者的情绪状态及对疼痛的耐受程度。

5. 辅助检查

根据不同病因进行相应的检查，如三大常规、血生化、X线检查、心电图、消化内镜、超声、CT等。另外，诊断性腹腔穿刺或灌洗腹腔穿刺有助于判断急腹症的病因。如抽出为不凝血，说明有内出血。如抽出腹腔积液，可根据其颜色、混浊度、气味、涂片革兰染色镜检等鉴别。当疑有盆腔积脓、积血时，女性患者可做阴道后穹隆穿刺检查。

（二）病情判断

根据问诊病史、临床症状体征、实验室检查等进行判断，全腹膨胀是肠梗阻、腹膜炎晚期表现。不对称性腹胀，可见于肠扭转、闭袢性肠梗阻。急性腹膜炎时腹式呼吸运动减弱或消失。炎症早期或腹腔内出血表现为轻度腹肌紧张，较重的感染性病变，如化脓性阑尾炎、肠穿孔表现为明显肌紧张。胃十二指肠、胆道穿孔时，腹壁可呈"板状腹"。肝浊音界消失提示胃肠道穿孔致膈下游离气体。移动性浊音表示腹腔积液或积血。肠鸣音活跃、音调高、有气过水音，提示机械性肠梗阻。肠鸣音消失或减弱多见于急性腹膜炎、血运性肠梗阻和肠麻痹。上腹部振水音可能提示幽门梗阻或胃扩张。直肠指检，盆位阑尾炎可有右侧直肠壁触痛，盆腔脓肿或积血可使直肠膀胱凹窝呈饱满感、触痛。表情痛苦、面色苍白、脉搏细速、呼吸急促、大汗淋漓、仰卧不动或蜷曲侧卧、明显脱水等提示病情较重。如脉搏细速伴低血压，提示低血容量。食物中毒引起的急性肠炎，黏液脓血提示痢疾；血便提示有消化道出血；大便隐血阳性提示消化道肿瘤。血、尿或腹水淀粉酶增高常是急性胰腺炎；人绒毛膜促性腺激素有助于异位妊娠诊断。腹水常规或腹水涂片细菌学检查，腹水含胃肠道内容物、胆汁提示胃肠道穿孔，混浊血性液可能是坏死性胰腺炎，脓性腹水或腹水涂片见粒细胞常是化脓性腹膜炎。腹水涂片镜检革兰阴性杆菌常提示继发性腹膜炎，而革兰阳性菌常提示原发性腹膜炎。

三、护理诊断 / 问题

（1）疼痛，与腹膜受刺激有关。

（2）焦虑，与躯体不适，担心预后有关。

（3）潜在并发症为内出血、腹腔脓肿等。

四、护理措施

（一）即刻护理

应首先处理能威胁生命的情况，如腹痛伴有休克应及时配合抢救，迅速建立静脉通路，及时补液纠正休克。如有呕吐头应偏向一侧，以防误吸。对于病因明确者，遵医嘱积极做好术前准备。对于病因未明者，遵医嘱暂时实施非手术治疗措施。

（二）控制饮食及胃肠减压

对于病情较轻且无禁忌证者，可给予少量流质或半流质饮食。病因未明或病情严重者，必须禁食、禁水。疑有空腔脏器穿孔、破裂腹胀明显或肠梗阻患者须行胃肠减压，应注意保持引流通畅，观察与记录引流液的量、色和性状，及时更换减压器。对于病情严重，预计较长时间不能进食者，按医嘱应尽早给予肠外营养。

（三）病情观察

观察期间要注意病情演变，综合分析，特别是对病因未明的急性腹痛患者，严密观察是极为重要的护理措施。观察内容包括：①意识状态及生命体征。②腹痛部位、性质、程度、持续时间及伴随症状（呕吐、腹胀、排便、发热、黄疸等）与体征的变化。③全身情况及重要脏器功能。④动态辅助检查结果。⑤治疗效果等。

（四）治疗配合

①遵医嘱给予抗生素控制感染，急腹症多为腹腔内炎症和脏器穿孔引起，多有感染，是抗生素治疗的确定指征。一般首先给予经验性用药，宜采用广谱抗生素，且主张联合用药。待细菌培养，明确病原菌及药敏后，尽早采用针对性用药。②如腹痛病因明确者，遵医嘱及时给予解痉镇痛药物。但使用止痛药物后应严密观察腹痛等病情变化，病因未明时

禁用镇痛剂。③高热者可给予物理降温或药物降温。

（五）心理护理

急性腹痛往往给患者造成较大的恐惧。因此，应注意对患者及家属做好解释安慰工作，对患者的主诉采取同情性倾听，减轻焦虑，降低患者的不适感。

（六）健康指导

指导患者及亲属认识腹痛的原因和诱因，强调防范的重要性。指导患者及亲属掌握饮食卫生知识，避免暴饮暴食，忌食刺激性食物，戒烟酒等。

第六节 急性消化道出血发病及护理技术

急性消化道出血（以下简称消化道出血）是指从食管到肛管的消化道及胆胰等疾病引起的出血，主要表现为呕血和便血，是急诊科常见的疾病之一。

一、病因与发病机制

（一）上消化道出血

病因大多为消化道疾病，少数是全身疾病的局部表现。最常见的有消化性溃疡、食管胃底静脉曲张破裂、急性出血性胃炎、胃癌、食管贲门黏膜撕裂综合征、胆道出血，占 $80\% \sim 90\%$。

1. 上消化道疾病

①食管疾病，如食管贲门黏膜撕裂，食管炎症、损伤、溃疡和肿瘤。②胃十二指肠疾病，如消化性溃疡（最常见，约占50%）、急性出血性胃炎（国内5%左右，国外 $10\% \sim 20\%$）、胃癌（ $2\% \sim 4\%$ ）、胃泌素瘤、胃血管畸形等。③胃术后吻合口溃疡等。④肝硬化所致的食管胃底静脉曲张破裂（第2位病因， $10\% \sim 25\%$ ）。

2. 上消化道邻近脏器疾病

如胆道出血、胰腺疾病累及十二指肠、主动脉瘤破入消化道、肝癌或肝脓肿破裂、纵隔肿瘤或脓肿破入食管等。

3. 全身性疾病

如血管性疾病（过敏性紫癜、动脉粥样硬化等）、血液病、尿毒症、急性感染（如流行性出血热）。

（二）下消化道出血

$80\% \sim 90\%$ 的下消化道出血发生在结肠，50%左右为大肠癌出血引起，小肠出血少见。

（1）肠道新生物：肠管息肉、良恶性肿瘤等，常为隐匿性失血或间歇性便血。

（2）血管疾病：肠系膜动脉栓塞、肠系膜血管血栓形成、血管发育异常或血管扩张等。

（3）炎性肠疾病：慢性溃疡性结肠炎、克罗恩病、放射性肠炎、肠结核、急性坏死性小肠炎等。

（4）医源性出血：内镜取活检、息肉切除或肠道术后、放射性直肠炎等。

（5）其他：缺血性结肠炎、痔疮、肛裂、直肠和肛管脓肿、肠套叠、肠扭转、腹部外伤等。

二、护理评估与病情判断

（一）护理评估

1. 健康史

询问出血前有无腹痛，详细询问既往有无容易引起消化道出血的相关病史，以判断病因。如规律性上腹痛、进食和服用制酸药可缓解的上腹痛提示消化性溃疡。大量嗜酒、肝炎或血吸虫病史提示肝硬化、门静脉高压症。进行性体重下降和厌食应考虑消化道癌肿。有服用阿司匹林、类固醇类药物史者，应怀疑出血性胃炎。此外，患者以前是否做过内镜或 X 线钡剂造影等检查及其结果。

2. 临床表现

主要是通过询问患者的自我感受加呕吐物粪便的直接观察，以及检查患者身体情况等进行评估。

（1）呕血和便血情况：①发病以来呕血和（或）便血的量、性状、颜色和次数。②有无周围循环衰竭、休克等血容量不足表现。③贫血：出血早期可无贫血，出血后 3～4 小时出现不同程度的贫血。④发热：消化道大量出血后 3～5 天内，多数患者出现 < 38.5℃的吸收热。

（2）出血原因及部位：确定根据临床表现和有关检查，初步估计出血病因与部位。如有黄疸、蜘蛛痣、脾大、腹壁静脉曲张和腹水等，应考虑肝硬化引起食管胃底静脉曲张破裂出血。有溃疡病史者，考虑消化性溃疡出血。40 岁以上患者近期有排便习惯或大便性状改变，大便带血或呈黏液血便，应考虑到结肠癌的可能。

3. 心理—社会支持状况

多为急性起病，患者常表现出烦躁不安，病情严重时会出现死亡的危险感，常使患者及家属产生不良的心理反应。故应注意评估患者及家属的心理状况，是否存在紧张、恐惧、焦虑等。

4. 辅助检查

①血常规、肾功能。②内镜检查可判断出血病变的部位、病因及出血情况，是目前诊

断消化道出血病因的首选检查方法。③核素检查：出血速度＞0.1mL/min时即能显示出血灶，特别适合于活动性小肠出血时使用，阳性率75%。④X线钡餐或钡灌肠造影，主要适用有内镜检查禁忌证或拒绝内镜检查者，但诊断阳性率和正确性不如内镜。

（二）病情判断

根据病史与体征、辅助检查可以判断消化道出血的量、性质、部位和原因。也可根据病变的特征判断是否继续出血或估计再出血的危险性。判断消化道出血，呕血与便血常提示消化道出血，但在诊断消化道出血时应首先要排除咯血，口、鼻、咽喉部出血等消化道以外的出血，以及进食动物血、铁剂、铋剂等引起的黑便，后者大便隐血试验阴性，判断上消化道还是下消化道出血，黑粪症大多为上消化道出血，血便大多来自下消化道出血。上消化道出血呕血和黑粪症是其特征性表现。

三、护理诊断/问题

（1）组织灌注量改变，与上消化道大量出血有关。

（2）有窒息的危险，与大量呕血、血液误吸入气管或阻塞气道有关。

四、护理措施

（一）即刻护理

卧床休息，头偏向一侧，避免误吸，保持呼吸道通畅。低氧血症时给予吸氧。

（二）病情观察

密切观察生命体征、神志变化；出血严重程度的监测；记录呕血、便血的次数、量、色和性状及伴随症状的变化，及时留取标本。注意休克的早期表现。

（三）治疗配合

遵医嘱采取：

（1）迅速补充血容量：对急性大出血患者需迅速建立2～3条静脉通路，立即按医嘱查血型与配血，尽早输入平衡液或右旋糖酐等，补足血容量，改善急性出血性周围循环衰竭。补液与输血量应视患者周围循环动力学、尿量及贫血改善情况而定，并根据病情正确掌握输液速度。

（2）止血：血管升压素、生长抑素对食管胃底静脉曲张破裂出血疗效较好，也可用于其他胃肠道出血。H_2受体阻滞剂或奥美拉唑等质子泵抑制剂对消化性溃疡和出血性胃炎所致出血有效。按医嘱给予保护胃黏膜和可预防应激性出血的药物。严重消化道出血患者常伴有各种凝血因子缺乏，按医嘱补充维生素K，并根据血液检查情况及时补充各种凝血因子、纤维蛋白原、血浆、血小板等。对危重患者应做好抢救的各项准备，及时执行抢救措施。止血效果不好考虑手术者，应积极做好术前准备。

（四）心理护理

消化道出血患者常有恐惧不安、紧张等，导致出血加重或再出血。因此，应及时清除血迹，对患者及家属传授消化道出血相关知识，消除其恐惧和紧张心理。除严重肝病外，必要时可适当使用镇静剂。对悲观患者应鼓励其振作精神。

（五）健康指导

合理饮食是避免上消化道出血的重要环节，戒烟禁酒，避免食用辛辣刺激、生硬粗纤维食品，合理安排作息时间，生活要有规律。出院后定期检查，不随便停药。避免口服损伤胃黏膜药物。

第七节　癫痫发病及护理技术

癫痫是多种原因导致的大脑神经元高度同步异常放电的临床综合征，具有突然发生、反复发作的特点。每次发作或每种发作的过程称为痫性发作，一个患者可有一种或多种形式的痫性发作。癫痫持续状态（SE）又称癫痫状态，是指一次癫痫发作持续 30 分钟以上，或连续多次发作、发作间期意识或神经功能未能恢复者。任何类型癫痫均可出现癫痫持续状态，但通常是指全面强直—阵挛发作持续状态。癫痫持续状态是常见神经系统急症之一，致残率和死亡率均很高。

一、病因与发病机制

（一）病因

引起癫痫的病因非常复杂，分为原发性（特发性）和继发性（症状性）两类。原发性癫痫主要是由遗传因素所致，药物治疗效果较好。主要是由于各种原因的脑损伤所致，药物疗效较差。引起脑损伤的病因有脑外伤、脑血管病、脑肿瘤、中枢神经系统感染、寄生虫、药物毒物等。

癫痫最常见诱因是不恰当的停药和不规范的抗癫痫药物治疗，其他诱因包括感染、精神因素、过度疲劳、孕产和饮酒等。若为首次发作，必须考虑排除可能引起急性症状性发作的其他情况，如晕厥、过度换气综合征、短暂性脑缺血发作、低血糖症等。

（二）发病机制

癫痫的发病机制复杂，迄今为止尚未完全阐明。神经系统具有复杂的调节兴奋和抑制的机制，使任何一组神经元的放电频率不会过高，也不会无限制地影响其他的部位，以维持神经元细胞膜电位的稳定。不论是何种原因引起的癫痫，引起电生理改变是一致的，即发作时大脑神经元出现异常的、过度的同步性放电。脑内最重要的兴奋性递质为谷氨酸和天门冬氨酸，其作用是使钠离子和钙离子进入神经元，在癫痫发作前，病灶中都发现这两种递质增加。

二、护理评估

（一）健康史

询问患者有无癫痫发作的家族史。有无脑部先天性疾病、颅脑外伤、颅内感染、脑血管病、脑缺氧等病史。有无儿童期的高热惊厥、一氧化碳、药物、食物、金属类中毒及营养代谢障碍疾病。是否存在睡眠不足、饥饿、过饱、疲劳、饮酒、便秘、感情冲动、强烈的声光刺激、一过性代谢紊乱等诱发因素。了解首次癫痫发作的时间、诱因、表现、发作频率、诊治经过及用药情况等。女性患者应了解其癫痫发作与月经有无关系。

（二）临床表现

1. 单纯部分性发作

部分运动性发作持续时间较短，一般不超过1分钟，无意识障碍。常以发作性一侧肢体、局部肌肉感觉障碍或节律性抽动为特征，表现为一侧眼睑、口角、手或足趾发生不自主抽动，可波及一侧面部或肢体。部分感觉性发作常表现为口角、舌、手指或足趾的麻木感和针刺感。自主神经性发作出现面部及全身潮红、多汗、呕吐、腹痛、烦渴和欲排尿感。精神性发作表现为记忆障碍、恐惧、忧郁、各种错觉和复杂幻觉等。

2. 复杂部分性发作

又称精神运动性发作，主要特征是意识障碍。发作起始出现精神症状（如错觉、幻觉等）或特殊感觉症状，随后出现意识障碍、自动症和遗忘症，有时发作开始即出现意识障碍和各种运动症状。此型病灶多在颞叶，又称颞叶癫痫。

3. 全面性强直—阵挛发作

又称大发作，是最常见的发作类型之一。分为三期：强直期、阵挛期和惊厥后期。以意识丧失和全身对称性抽搐为特征。发作时，患者突然跌倒，神志不清，全身肌肉强直性收缩，双眼上翻，喉部痉挛（强直期），随后快速出现全身肌肉间歇性痉挛（阵挛期）。多数患者无前驱症状，发作持续5～10分钟，不超过30分钟。

4. 失神发作

典型失神发作称小发作，多见于儿童。特征性表现是突发短暂的（5～10秒）意识丧失和正在进行的动作中断，双眼茫然瞪视，呼之不应，状如"愣神"，一般不会跌倒，事后立即清醒，继续原先活动，对发作无记忆，每日可发作数次至数百次。

（三）辅助检查

脑电图检查，发作时有特异性脑电图改变，对本病诊断最有价值；影像学检查可确定脑结构异常或病变，有助于继发性癫痫的病因诊断。实验室检查可了解患者有无贫血、低血糖及寄生虫病等。

三、护理诊断／问题

（1）有窒息的危险，与癫痫发作时意识障碍、喉头痉挛、气道分泌物增多有关。

（2）有受伤的危险，与癫痫发作时肌肉抽搐、意识障碍有关。

（3）社交孤立，与害怕在公共场合发病引起窘迫有关。

（4）知识缺乏：缺乏相关的疾病知识及正确用药知识。

（5）潜在并发症：癫痫持续状态、脑水肿。

四、救治与护理

（一）救治原则

以药物治疗为主，控制发作或最大限度地减少发作次数，迅速终止呈持续状态的癫痫发作，维持生命体征稳定和进行心肺功能支持，处理并发症。

（二）护理措施

1. 即刻护理

①立即将患者平卧于安全处，放置床档以防坠床，解开领扣，头转向一侧，以利于口腔分泌物流出，防止误吸。②保持呼吸道通畅，给予鼻导管或面罩吸氧，必要时做气管切开的准备。③用压舌板或毛巾塞入患者上下臼齿之间，有义齿者及时取出；牙关紧闭者放置牙垫，防止舌咬伤。抽搐时可适当按压肢体，以免误伤。④建立静脉通道，按医嘱给予药物治疗。⑤需要时，置患者于心电、血压、血氧饱和度监护下；⑥按医嘱抽血进行血气、血生化分析。

2. 癫痫持续状态的用药护理

癫痫持续状态时，可能应用下列药物进行治疗，应注意准确用药。

（1）地西泮：为首选药物。地西泮有时可抑制呼吸，应注意观察，及时通知医生决定是否停止用药。

（2）丙戊酸钠（德巴金）：首剂量为15mg/kg，静脉注射。

（3）苯妥英钠：用药时需密切观察有无血压降低心律不齐等不良反应。注意葡萄糖溶液能使苯妥英钠沉淀。

（4）10% 水合氯醛：按医嘱给予 10% 水合氯醛 20 ～ 30mL 保留灌肠、10% 水合氯醛适于肝功能不全或不宜使用苯巴比妥类药物者。

3. 并发症的处理

遵医嘱及时处理并发症，如防治脑水肿，给予 20% 甘露醇静脉滴注、吸氧、物理降温等。预防性应用抗生素，控制感染。纠正代谢性紊乱，如低血糖、低血钠、低血钙、高渗状态及肝性脑病等，纠正酸中毒。

第八节　休克发病及护理技术

休克是指由感染、失血、失水、心功能不全、过敏、创伤等多种病因引起机体有效循环血容量减少、组织灌注不足，细胞代谢紊乱和功能受损的病理过程。是一个由多种病因引起的综合征。

一、病程

（一）休克代偿期

即休克早期，也称为缺血性缺氧期，因机体对有效循环血容量减少的早期有相应的代偿能力，机体可通过中枢神经系统兴奋性的提高，交感—肾上腺髓质系统兴奋，儿茶酚胺大量释放入血等，选择性地收缩外周和内脏的小血管，使循环血量重新分布，以保证心、脑等重要器官的血液灌注为目的，而以其他脏器低灌注及缺血缺氧为代价。此期及时、正确、有效地救治，则休克可纠正；否则，病情继续加重，可进入休克进展期。

（二）休克进展期

即休克中期，也称淤血性缺氧期或休克失代偿期。此期是机体有效循环血容量进一步减少，机体灌注不足导致各种酸性代谢产物大量堆积，微循环的血流只进不出，血液浓缩，血黏滞度增高，回心血量减少，心排血量减少，导致心脑灌注不足。此期的特点是微循环广泛扩张，此期如果正确处理，休克仍然是可逆的，否则，病情进一步恶化进入休克难治期。

（三）休克难治期

即休克晚期，也称为不可逆休克期。此期是微循环内淤滞的黏稠血液在酸性环境中处于高凝状态，血液不灌不流，组织细胞缺血缺氧进一步加重，红细胞和血小板容易发生聚集并在血管内形成微血栓，甚至引起弥漫性血管内凝血（DIC）。此期休克治疗非常困难，甚至不可逆地导致死亡。

二、低血容量性休克

低血容量性休克是体内大量丢失血液或体液，引起有效循环血量急剧减少所致的临床综合征。由大血管破裂或脏器出血引起的称为失血性休克，由各种创伤或大手术引起的具有失血和血浆丢失的称为创伤性休克。

（一）病因与发病机制

常见于骨盆骨折、肝脾破裂引起的创伤性休克，大面积烧伤，严重腹泻、呕吐，异位妊娠，消化道出血，大咯血及食管—胃底静脉曲张破裂出血等。发病机制是循环血量的丢失，使机体有效循环血量减少，导致静脉回流不足，心排血量减少，组织灌注不足。肺循环灌注不足使肺气体交换障碍，导致氧输送不足，从而加重组织细胞缺氧。

（二）辅助检查

临床上根据患者病史，合理选择辅助检查项目，可以明确病因及为后续治疗提供依据。

（1）腹腔穿刺：对疑有腹腔脏器破裂出血者，腹腔穿刺是最直接的辅助诊断方法，一旦抽出不凝血，就应该积极准备手术。

（2）超声：创伤引起的低血量性休克，可通过床边超声检查胸腹部，看有无胸腹部积液，进而估计失血量，同时，还可以查看腹腔脏器、肠系膜动静脉等是否破裂。

（3）CT检查：对腹腔穿刺和超声检查均查不出病因的患者，可以做胸腹部增强CT查找受损的脏器或部位以及受损伤的程度。

（三）急诊处理

1.卧位

可采取头和躯干抬高 $20° \sim 30°$ 、下肢抬高 $15° \sim 20°$ 的休克卧位，以增加回心血量保证重要脏器的血液供应。

2.保持呼吸道通畅

给予吸氧、持续心电监护监测生命体征。

3.止血与固定

对创伤性休克有外在伤口出血的患者，要立即加压包扎止血，骨盆骨折患者一定要予以三角巾或其他固定措施外固定，四肢损伤威胁生命的大出血，可使用气压止血带。对于肝脾破裂、急性活动性上消化道出血病例，应强调的是在恢复血容量的同时，积极进行手术准备，实施紧急手术止血。

4.镇痛

对烧伤、创伤引起的剧烈疼痛者需适当给予镇痛镇静剂，因剧烈疼痛刺激可通过神经反射引起周围血管扩张，血压下降，有效循环血量减少而加重休克。可给予哌替啶50～100mg或曲马朵50～100mg肌内注射。

5.抽血检查

抽血送检相关的血常规、血型、血生化、凝血功能、输血前检查及血交叉等，为患者输血做准备。

6.补充血容量

建立两条以上留置针静脉通路进行补液和使用血管活性药。

（1）以往强调尽早尽快充分扩容，尽可能将血压恢复到正常水平，以保证组织器官的血流灌注。但近年来越来越多的临床研究和大量动物实验发现，在活动性出血控制以前，充分的容量复苏可能严重扰乱机体的内环境，加重酸中毒，血栓移位，加重出血。因此，近年来主张限制性容量复苏，也叫低血压性复苏，将血压维持在能维持组织灌注的较低水平。

（2）容量复苏液体选择：晶体液和胶体液二者合理使用。

1）常用的有乳酸钠林格液、复方电解质注射液、7.5%氯化钠溶液及平衡液，可在较短时间内补充细胞外液及组织间液，短时间内提升血压，但维持时间短、留存量少、扩容效果没有胶体液好，是常用复苏液体之一。

2）胶体液：常用的有人工胶体液（右旋糖酐、羟乙基淀粉和明胶制品等）和天然胶体液（全血、血浆、新鲜冰冻血浆和白蛋白等）。胶体液可使组织间液回收血管内而不再重新分布，因此，比晶体液扩容效果更快更持久。现在主张成分输血，一般维持血红蛋白浓度在100g/L，如果血红蛋白大于100/L不需要输血，低于70g/L可输入浓缩红细胞，如果急性失血量超过30%可输入全血。

3）高晶胶体混合液：常用的为7.5%氯化钠、10%羟乙基淀粉和右旋糖酐。可2～4mL/kg输入，能迅速提高血浆渗透压，长时间稳定及迅速增加有效循环血容量，有效预防血栓脱落和再出血，从而降低患者后期的死亡率。

（3）活性药物使用：通过积极补充血容量仍不能改善血流动力学，平均动脉压低于60mmHg时，可使用血管活性药物（多巴胺、多巴酚丁胺或去甲肾上腺素），根据血流动力学监测情况调节血管活性药物用量。

7.创伤性休克或大手术后继发休克者

可使用抗生素预防感染。

（四）护理措施

（1）监测生命体征：监测患者血压、心率和脉搏搏动情况，每15～30分钟监测并记录一次，血压回升，心率由快减慢且低于100次／分、脉搏搏动有力，表明休克好转，反之，休克仍然存在或加重。

（2）保暖：休克患者应注意保暖，尤其在外出转运过程中。

（3）病情观察：严密观察患者神志、生命体征、皮肤色泽及温度、口渴情况，每30～60分钟记录一次，如果患者表情淡漠，甚至昏迷，则表示患者休克加重，如果患者神志清醒，对外界反应正常、四肢温暖、末梢循环良好，则表示有效循环血容量基本足够，休克好转，反之，则休克仍存在或加重。

（4）尿量观察：休克的患者，最好予以留置导尿，每小时记录尿量，如尿量＜25mL/h、比重加重，则表示肾供血不足，休克未纠正。如尿量＞30mL/h，表示休克已好转。

（5）转运安全：休克患者外出做检查或护送住院时，一定要准确评估病情，合理准备转运时携带设备及药品，把握转运指征，合理安排护送的医务人员，确保患者转运途中的安全并做好患者交接。

（五）预后护理指导

（1）预防指导：指导患者及家属加强自我保护，避免损伤及意外伤害。

（2）知识介绍：向患者及家属讲解各项治疗护理的必要性及疾病的转归过程，以及意外损伤后的初步处理和自救措施。

（3）康复指导：指导患者康复期应加强营养，若发生高热或感染应及时就诊。

三、心源性休克

心源性休克是由于严重的心脏泵功能障碍，在有效循环血容量充足的情况下，心排血量降低导致循环灌注减少，不能满足器官和组织代谢的需求，从而导致组织低氧血症的临床综合征。心源性休克预后差，短期院内死亡率在各年龄阶段仍高达50%～60%。因此，早期识别及早期干预治疗尤其重要。

（一）病因与发病机制

不同的心脏异常均能引起心源性休克，急性心肌梗死是最为多见的病因，暴发性心肌炎、心肌病、先心病、严重心律失常或慢性心力衰竭终末期等也可引起，是急性冠脉综合征的并发症。发病机制主要是：左心功能衰竭使心排血量急剧减少，血压降低和心动过速使冠状动脉缺血、缺氧；同时左心室舒张压升高也降低了冠状动脉血供，进一步加剧心肌缺血性损伤；而左心功能衰竭时，因应激反应使交感神经兴奋和体液潴留，外周阻力增加，心脏后负荷增加，增加心肌耗氧而加剧心源性休克，周而复始，逐渐形成恶性循环。

（二）辅助检查

（1）心电图：最为方便和普及的检查和诊断手段之一，急性心肌梗死患者心电图有其特征性改变。

（2）血液检查：心肌损伤标志物、心肌酶、BNP 及肌钙蛋白 T 测定。

（3）影像学检查：超声心动图可助于了解心室壁的运动情况及左心室功能。X 线能早期发现心脏衰竭和心脏扩大的迹象及左心衰竭引起肺水肿时的改变。冠状动脉造影可明确冠状动脉闭塞的部位。

（三）急诊处理

1. 绝对卧床休息

保持安静，根据病情采取舒适体位，合并心力衰竭者采取半卧位。

2. 吸氧

3～5L/min，有利于提供最大的氧供而改善微循环。

3. 镇痛

镇静对伴有疼痛的患者遵医嘱给予吗啡、哌替啶、硝酸甘油及 β 受体阻断药，可扩张血管、降低心脏负荷、改善心肌缺血、降低氧耗等，达到止痛效果。在应用止痛剂的同时，可酌情应用镇静药如地西泮、苯巴比妥等，既可加强止痛剂的疗效，又能减轻患者的紧张和心理负担。

4. 心电图

10 分钟内床旁快速做 12 或 18 导联心电图。

5. 适当补充血容量

20% 心源性休克患者存在相对的低血容量，在无急性肺水肿的前提下，应使用等渗溶液扩容，密切观察心率、血压、中心静脉压，听诊肺部，观察疗效。

6. 根据医嘱留取血标本

做血常规、血生化、心肌酶、心肌损伤标志物、凝血功能、肝肾功、血气分析等实验室检查。

7. 药物治疗

在纠正心源性休克的同时，应积极寻找病因，针对病因进行治疗。药物治疗是心源性休克的关键措施，药物包括正性肌力药物和升压。小剂量多种药物联合使用比大剂量药物单独使用效果更好，正性肌力药和升压药的使用指征：机械性并发症继发休克，如重度急性二尖瓣关闭不全、室间隔穿孔、显著左心功能不全继发休克。

（1）多巴胺：治疗心源性休克一线药物，根据血流动力学监测情况调整用量，应避免剂量超过 15μg/（kg·min），可联合二线药物如去甲肾上腺素。

（2）去甲肾上腺素：治疗心源性休克的二线药物，用于多巴胺剂量＞10μg/（kg·min）仍无效时，可作为一线药物，尤其适用于严重低血压（收缩压＜80mmHg）。应根据血流动力学监测情况调整用量，避免剂量超过 3μg/（kg·min）。

（3）多巴酚丁胺：治疗心源性休克的二线药物，尤其适用于外周阻力升高时。根据血流动力学监测情况调整用量，避免剂量超过 1μg/（kg·min）。

（4）血管升压素：用于儿茶酚胺敏感性降低的较长期休克，可提高儿茶酚胺敏感性。根据血流动力学监测情况调整用量，避免超过 0.10IU/（kg·min）。

（5）利尿剂：利尿剂既可降低循环负荷，也能保护肾脏，有心力衰竭时，可静脉注射呋塞米 40mg。

8.其他

治疗尽早防治并发症和重要脏器功能衰竭，如心律失常的治疗、机械通气（提供充分氧合）、代谢异常（如高血糖的治疗）、代谢性酸中毒的治疗、抗凝治疗与抗血小板治疗等。

（四）护理措施

1.绝对卧床休息

休克卧位，保持安静。

2.迅速给氧，保持呼吸道通畅

患者有恶心、呕吐时，头偏向一侧，避免呕吐窒息，呼吸衰竭时，立即行气管插管，接呼吸机辅助呼吸。

3.密切观察血压，建立静脉通道

①心源性休克患者，血压变化是最重要的指标，应及时（每 5～15 分钟）进行血压监测并记录。②迅速建立静脉通路，应尽量选择留置针在左侧上肢穿刺，必要时开放两条静脉通道，以方便抢救和急诊介入手术中方便用药。

4.给予血管活性药物

根据医嘱给予血管活性药物，如多巴胺、多巴酚丁胺等，根据血压随时调整滴速与浓度。因血管活性药物对外周静脉血管刺激性大，易导致静脉炎的发生，一旦发生药物外渗未及时发现，严重的可发生组织坏死，因此，最好建立中心静脉通道。用药过程中密切观察用药局部皮肤情况，清醒者，重视其主诉，如诉有局部胀痛，应及时更换静脉通道；神志不清者，要经常巡视观察局部皮肤，及时发现药物外渗及静脉炎的发生，及时处理。

5.观察与记录

密切观察患者意识、精神状态、生命体征、面色及有无出冷汗、四肢末梢发凉等情况，中心静脉压及肺毛细血管楔压变化做好记录。

6.心理护理

医务人员在抢救时保持镇静，熟练操作、忙而不乱，使患者产生信任与安全感，避免在患者面前讨论病情，减少误解，护士应与患者及家属保持密切接触，提供感情支持，给予心理安慰。

四、感染性休克

感染性休克也称脓毒性休克，是指脓毒症伴有所致的低血压，进行液体扩容后仍无法好转，是机体对宿主—微生物应答失衡的表现，是严重脓毒症的一种临床类型。

（一）病因与发病机制

常见病因分为感染性和非感染性。感染因素是主要病因，常见致病菌是革兰阴性杆菌、金黄色葡萄球菌、肠球菌、真菌等，易引起的急性腹膜炎、胆管感染及绞窄性肠梗阻等，也称为内毒性休克。革兰阴性杆菌内毒素与体内补体、抗体或其他成分结合刺激交感神经引起血管痉挛，损伤血管内皮细胞，促进组胺、激肽前列腺素及溶酶体酶等类症介质释放引起全身炎症反应综合征（SIRS），但约有30%感染性休克患者找不到原发的感染灶。少部分患者由非感染性因素引起，如恶性肿瘤、外科大手术、糖尿病、严重创伤及慢性肝肾病变等，近年耐药致病微生物所致的感染性休克也在逐步增加。发病机制是血管收缩舒张功能异常，毛细血管通透性增加、液体渗漏等因素导致循环血量减少，但血液分布异常才是导致休克的根本因素。

（二）临床评估

1. 按临床表现分三期

（1）休克早期：精神萎靡或烦躁，寒战、高热，心率增快，呼吸加速，血压正常或偏高，脉压变小，通气过度，四肢暖，尿量正常或减少，血氧正常和呼吸性碱中毒，其中过度通气是识别休克早期的重要线索。

（2）休克中期：神志呈嗜睡状，脉搏减弱，呼吸浅快，皮肤湿冷、发绀，血压进行性下降，毛细血管再充盈时间延长大于3秒，少尿或无尿，出现低氧血症和代谢性酸中毒。

（3）休克晚期：患者呈昏迷状，持续低心排血量，持续严重低血压或测不出，皮肤黏膜有瘀斑或皮下出血，严重内环境紊乱，对扩容和血管活性药物不起反应。

2. 分型感染性休克

根据其血流动力学分高动力型和低动力型，根据临床表现也分为暖休克和冷休克。临床上冷休克较多见。

（1）暖休克（高动力型）：患者神志清楚，脉搏慢且搏动清楚，脉压＞30mmHg，皮肤较温暖或干燥，皮肤淡红或潮红，毛细血管充盈时间1～2秒，尿量＜25mL/h。

（2）冷休克（低动力型）：患者神志躁动、淡漠或嗜睡，脉搏细速，脉压＜30mmHg，皮肤湿冷或有冷汗，肤色苍白、发绀或有花斑样发绀，毛细血管充盈时间延长，尿量＞

30mL/h。

3. 实验室检查

（1）外周血检查：血常规、肝肾功、血糖、电解质、凝血功能等。

（2）动脉血检查：血气分析、乳酸水平。

（三）急诊处理

治疗原则是早期、积极、持续。首先是在休克未纠正前，应重点是治疗休克，同时治疗感染；在休克纠正后，则着重治疗感染。2015年国际上对感染性休克、脓毒血症提出了集束化治疗概念，其宗旨是提倡早期应用有效的抗生素，尽快纠正组织的低氧代谢状态，动态评估。

1. 紧急处理

（1）给予吸氧，建立2条以上静脉通道以及持续心电和生命体征监测。

（2）采集外周静脉血。

（3）动脉血采集。

2. 液体复苏

晶体液作为感染性休克的首选复苏液体，如生理盐水、乳酸林格液，也可使用白蛋白，但不推荐使用羟乙基淀粉作为感染性休克的复苏液体。对无组织灌注不足，且无重度低氧血症、无心肌缺血或急性出血的患者，在白蛋白＜70g/L时输注红细胞，使血红蛋白保持在目标值70～90g/L。

3. 药物治疗

感染性休克经补充血容量和纠正酸中毒而休克未见好转时，应采用血管活性药物纠正休克。

（1）去甲肾上腺素：作为首选药，可通过收缩血管而升高平均动脉压（MAP），与多巴胺相比，去甲肾上腺素对心率和每搏量的影响较小，但能更有效地改善感染性休克的低血压状态，且并发室性或室上性心律失常的发生率明显低于多巴胺，根据血流动力学监测情况合理调节剂量，初始剂量为0.01μg/（kg·min），最高剂量不超过3.0μg/（kg·min）。

（2）肾上腺素：当需要更多的缩血管药物维持血压时，可加用或替代去甲肾上腺素，两者在使平均动脉压及血流动力学达标和病死率方面都无差别，因此建议肾上腺素作为去甲肾上腺素的首选替代药。根据血流动力学监测情况合理调节剂量，初始剂量0.01μg/（kg·min），最高剂量不超过1.0μg（kg·min）。

（3）血管升压素：用于其他升压药治疗无效的感染性休克。

4. 抗感染治疗

主要措施是应用抗菌药物和处理原发感染灶，集束化治疗建议抗生素使用时间提前到

1 小时内，说明了早期应用的重要性。

5. 机械通气

对出现急性呼吸窘迫综合征的感染性休克患者，可进行机械通气，在进行机械通气时可对患者使用程序化镇静。

6. 控制血糖

对 2 次血糖＞10mmol/L 的感染性休克患者，采用规范化血糖管理方案使血糖＜10mmol/L。

7. 其他

如使用 H_2 受体阻断剂或质子泵抑制剂预防应激性溃疡的发生；在无禁忌证的情况下使用肝素预防深静脉血栓。感染性休克患者常伴有严重的酸中毒，需及时较早纠正，一般在纠正补充血容量的同时，经另一静脉滴注 5% 碳酸氢钠。

（四）护理措施

1. 病情观察

绝对卧床休息，密切观察病情变化，包括患者意识、使用镇静剂的不良反应、皮肤的色泽及温度、穿刺点有无渗血、机械通气时有无人—机对抗以及心电监护及早发现心律失常的发生等。

2. 生命体征的监测及记录

包括体温、脉搏、呼吸、血压及脉搏血氧饱和度，每 30 分钟记录一次，生命体征不稳定时 15 分钟监测一次并记录，当体温大于 38.3℃或小于 36℃，心率＞90 次／分，收缩压＜90mmHg，平均动脉压＜70mmHg 等，说明休克未得到纠正。当呼吸增快或血氧＜90% 时，应警惕呼吸衰竭或呼吸窘迫综合征的发生。

3. 保暖

对体温不升患者要进行保暖。

4. 尿量

行留置导尿，监测尿量变化，每小时记录一次，及时发现少尿、无尿等肾灌注不足和肾功能不全的发生。

5. 做好基础护理

做好皮肤、口腔、尿道口的护理，休克患者由于卧床时间长，末梢循环差，护理中注意预防压疮，防止新的感染发生，有创面的部位做好局部换药，促进愈合。

6. 监测

各种实验室检查。

（五）预后护理指导

（1）预防指导：指导患者及家属加强自我保护，避免伤害或意外伤害。

（2）知识讲解：向患者及家属讲解各项治疗护理的必要性及疾病的转归过程，讲解意外损伤后的初步处理和自救措施。

（3）康复指导：指导患者康复期加强营养，若发生高热或感染应及时就诊。

五、过敏性休克

过敏性休克是指外界某些物质进入已致敏的机体后，通过免疫机制在短时间内发生的一种严重的全身性过敏性反应。多为突然发生，发展迅猛，可因不及时抢救而死于严重的呼吸困难和循环衰竭。

（一）病因与发病机制

虫咬伤、某些食物、使用某些药物（特别是 β-内酰胺类抗生素）都可引起严重的过敏性休克。发病机制是：机体接触了某些过敏原物质后，外界的抗原性物质进入体内能刺激免疫系统产生相应的 IgE 抗体，其中 IgE 的产量因个体不同而有较大差异，这些特异性的 IgE 能与肥大细胞和嗜酸粒细胞结合。此后，当同一抗原物质再次与已致敏的机体接触时，能激发广泛的 I 型变态反应，导致各种生物活性物质释放，如组胺、激肽、白三烯等，引起毛细血管扩张，血管壁通透性增加，平滑肌收缩和腺体分泌增多。临床上表现为荨麻疹、哮喘、喉头水肿，严重时引起窒息、血压下降或过敏性休克。

（二）临床评估

本病大多数为突然发生，约半数以上患者在接受病因抗原 5 分钟内发生症状，仅 10% 患者于 30 分钟后发病，极少数患者在连续用药过程中出现，过敏症状出现得越早，病情越严重。

1. 临床表现

（1）有休克的表现：如意识不清或意识丧失、抽搐、面色苍白、出汗、发绀、脉搏细弱、血压急剧下降到 80/50mmHg 以下、胸闷、呼吸困难伴濒死感。

（2）休克出现之前，伴有一些过敏相关的症状，如皮肤潮红、瘙痒，继而出现广泛荨麻疹和血管神经性水肿，还可出现喷嚏、水样鼻涕、声音嘶哑、恶心、呕吐、腹痛、腹泻等。

2. 诊断

本病发生很快，因此必须及时做出诊断以挽救患者生命。凡在接受抗原性物质或某种药物或蜂虫类叮咬后（尤其在注射药物后）立即发生全身反应，而又难以药品本身的药物作用解释的，应马上考虑过敏性休克的可能。

（三）急诊处理

（1）立即停药，并移除可疑的过敏原或药物，协助患者平卧，报告医生，就地抢救。对蜂蜇引起的过敏性休克，应拔除蜂刺，予小剂量肾上腺素在伤口周围做皮下注射，并在注射部位的近端使用止血带，阻止静脉血回流。

（2）立即皮下或肌内注射 0.1% 的肾上腺素 1mg，小儿剂量酌减，如症状不缓解，可每隔 15～30 分钟皮下或静脉注射本药 0.5mg，直至脱离危险期。盐酸肾上腺素是抢救过敏性休克的首选药，具有增加外周阻力、提高血压、兴奋心肌、增加心排血量及松弛支气管平滑肌等作用。

（3）根据医嘱使用地塞米松或糖皮质激素类药物以及抗组胺类药物，如盐酸异丙嗪 25mg，肌内注射。H_1 受体阻滞剂"盐酸苯海拉明"与 H_2 受体阻滞剂"雷尼替丁"均具有对抗炎性介质损伤的作用，β_2 受体激动剂"沙丁胺醇"以及支气管平滑肌松弛剂"氨茶碱"均具有支气管解痉作用。

（4）若发生呼吸心跳停搏，立即行心肺复苏。

（四）护理措施

（1）密切观察病情，持续心电监护，每 15～30 分钟记录患者生命体征、神志及面色、皮疹等情况。

（2）保持气道通畅，注意化痰和痰液引流，防止坠积性肺炎。

（3）做好家属沟通及交流工作，患者症状未缓解之前禁止搬动。

（4）至少观察 24 小时，以防晚期过敏反应的发生。约 25% 的患者存在双相发作，即在初治后 8 小时内再发危及生命的过敏症状。

第八章 急性中毒及护理技术分析

第一节 中毒概述

一、发病机制

急性中毒是指某种毒性较剧的毒物短时间内突然进入人体，扰乱或破坏机体的正常生理功能，使体内发生功能性或器质性改变，迅速出现中毒症状的过程，是日常生活中常发生的意外。急性中毒多为违反操作规程、设备故障或误服、误吸等引起。其特点是发病快、变化迅速、对生命危害大，必须尽快做出诊断与救护处理。

（一）毒物及种类

毒物指在一定条件下，以较少剂量给予时，可与生物体相互作用，引起中毒的化学物，毒物种类繁多，有不少本是药物，大量使用或使用途径不当，即可成为毒物。进入人体内后引起急性中毒，不同的毒物对人体产生不同的毒害。

毒物引起中毒的最小剂量称中毒量，引起中毒死亡的最小剂量称致死量。出现中毒，血中毒物的浓度称为中毒血浓度，引起死亡的血中毒物浓度称为致死血浓度。

1. 按毒物的毒理作用分类

分类方式具体如表 8-1 所示。

表 8-1　按毒物的毒理作用分类

序号	类别	范围	常见毒物
1	腐蚀类	对所接触机体的局部有强烈腐蚀作用的毒物	①硫酸、盐酸、硝酸等强酸 ②氢氧化钾，氢氧化钠等强碱 ③硝酸银、酚类等
2	神经毒	能引起中神经系统功能障碍的毒物	①醇类、麻药及催眠药等抑制中枢神经系统的药物 ②士的宁、烟碱、咖啡因等兴奋中枢神经系统的药物

（续表）

序号	类别	范围	常见毒物
3	酶系毒	能抑制特异酶系的毒物	①有机磷农药抑制胆碱酯酶 ③氰化物抑制细胞色素氧化酶等
4	血液毒	能引起血液变化的毒物	一氧化碳、亚硝酸盐、硝基苯以及某种蛇毒、毒蕈等
5	实质毒	吸收后能引起实质脏器病理损害的毒物	砷、汞、铅等重金属盐，无机盐和某些毒品等

2. 根据毒物来源和用途

可分为：工业性毒物，药物，农药，灭鼠药，毒动植物，变质食物、细菌引起的食物中毒。

（二）病因和发病机制

1. 中毒的原因

人类所生存的环境中，能引起人体发生中毒的原因主要分为职业性中毒与非职业性中毒，具体区别如表 8-2 所示。

表 8-2　中毒原因分类

序号	类别	概念	常见形式
1	职业性中毒	在有毒化学物质的生产、保管、运输及使用过程中，如不遵守安全防护制度而发生的中毒	以粉尘、气体、烟雾等的形态由呼吸道吸入
2	非职业性中毒	误服或意外接触有毒物质、用药过量、自杀或被毒物谋害时等所引起	农药、杀虫剂、药物、腐蚀类毒物等

2. 中毒的途径

毒物主要经消化道、呼吸道、皮肤黏膜这三条途径侵入人体，具体如表 8-3 所示。

表 8-3　中毒途径

序号	类别	常见毒物	影响因素
1	消化道吸收	有机磷杀虫药、毒蕈、乙醇、河豚毒、安眠药等	胃肠内 pH、毒物的脂溶性大小及其电离的难易程度，其次还有胃内容物的量、胃排空时间及胃肠蠕动速率
2	呼吸道吸收	一氧化碳、硫化氢、砷化氢等	毒物发挥作用最迅速、最方便的吸收途径，可直接进入血液循环，危害早而严重
3	皮肤黏膜吸收	脂溶性毒物：有机磷、苯类 腐蚀性毒物：强酸、强碱 高湿、皮肤多汗时	经皮肤吸收的毒物相对较少，且吸收速度较慢，当局部皮肤有损伤时，可加快吸收速度

3. 毒物的吸收、代谢和排泄

（1）毒物的吸收：被吸收后进入血液循环，分布全身。肝、肾对毒物具有很大的亲和力，毒物的积聚也最多。麻醉剂、安眠药多分布和沉积于神经系统；洋地黄类药物多嗜心肌等；一些脂溶性毒物（有机磷农药）可穿透表皮而到达真皮层，经血管和淋巴管吸收毒物较快，多与呼吸道吸收中毒同时发生。

（2）毒物的代谢：毒物在体内的生物转化，绝大多数毒物经过肝脏微粒体混合功能酶进行氧化、还原、水解及结合等进行代谢，使毒性降低，成为低毒或无毒产物，并有利于最后排出体外，此为解毒过程。多数毒物代谢后毒性降低。肝功能不全时，解毒过程将减弱。但有少数毒物代谢后毒性反而增强，如对硫磷氧化为对氧磷后，毒性较原来增加300倍。

（3）毒物的排泄：毒物在体内代谢的同时，也不断地排出体外。排出途径主要是呼吸道、肾脏、消化道，有一些可随汗液、消化液、乳汁、月经排出，也有一些通过皮肤排出。大多数毒物由肾脏排出，肾功能不全时，毒物排泄将受阻；部分气体和易挥发的毒物以原形经呼吸道排出；重金属如铅、汞、砷、锰，以及生物碱多由肠道排出；少数毒物可经皮肤、汗腺、乳腺排出，如铅、汞、砷、吗啡、催眠药等可随乳汁分泌而引起婴儿中毒。

4. 中毒机制

毒物未被机体吸收之前，在接触局部发生刺激性腐蚀现象为局部作用毒物被吸收进入血液循环，分布到全身各器官组织后，出现的病理变化和功能障碍为全身作用。毒物在体内以原形或其代产物作用于靶器官，与一定的受体或细胞成分相结合，产生毒理作用。由于毒物种类繁多，中毒机制也不一致，具体如表8-4所示。

表8-4　急性中毒常见中毒机制

序号	类别	机制	常见毒物
1	局部刺激、腐蚀作用	吸收组织中的水分，并与蛋白质或脂肪结合，使细胞黏膜变性、坏死	强酸、强碱等
2	缺氧	阻碍氧的吸收、转运或利用；引起肺水肿，妨碍肺泡的气体交换	一氧化碳、硫化氢等窒息性毒物；亚硝酸盐、苯胺等；激性气体，如氨、氯气、二氧化碳等
3	麻醉作用	强亲脂性毒物与含脂量高的脑组织及其细胞膜接触，易通过血脑屏障，进而抑制脑功能	吸入性麻醉剂（如乙醚）和有机溶剂（如苯、汽油、煤油、甲醇、四氯化碳等）强亲脂性毒物
4	抑制酶活性	通过竞争性抑制或非竞争性抑制使酶失活而产生毒性作用	有机磷农药抑制胆碱酯酶，氟乙酰与乌头酸酶结合阻断三羧酸循环，氰化物抑制细胞色素氧化酶，重金属抑制含巯基的酶等
5	干扰细胞膜和（或）细胞器生理功能	产生自由基，作用于肝细胞膜中的不饱和脂肪酸，发生脂质过氧化，使线粒体、内质网变性，细胞坏死	四氯化碳在体内经代谢产生三氯甲烷自由基
6	受体竞争	竞争性与受体结合，从而发挥毒力作用	阿托品阻断毒蕈碱受体
7	变态反应	某些毒物的基团有半抗原性，可与某些氨基酸基团形成半抗原—蛋白质复合物，引起异常免疫反应	职业性哮喘等

5.中毒发生的条件

中毒的程度取决于毒物的毒性和机体对毒物的反应。毒性与毒物的理化性质、侵入途径、毒物的地和接触时间有关。个体对毒物的反应性不尽相同，与性别、年龄、营养、健康状况等因素有关，具体如表 8-5 所示。

表 8-5　急性中毒发生的条件

序号	条件类别	特点
1	毒物的量、性状	量越大，作用越快；毒物作用速度：气态＞液态毒物＞固态毒物
2	毒物进入机体的途径	①一般毒性作用速度顺序：心脏或血管内注射＞呼吸道吸入＞腹腔注射＞肌内注射＞皮下注射＞口服＞直肠灌注 ②箭毒或蛇毒，口服无毒，注射则有剧毒
3	毒物的协同与拮抗作用	①协同作用：两种或两种以上的化学物同时或先后作用于机体，互相联合使毒性增强，称协同作用。又分为相加作用与增毒作用，前者指毒性作用为各单项化学物毒性的总和，如稻瘟净与乐果，氯仿与乙醚等；后者指毒性作用超过各化学物毒性之和，如稻瘟净与马拉硫磷，乙醇与镇静催眠药、铅、汞等均有增毒作用 ②拮抗作用：一种化学物质使另一种化学物质的毒性减弱，称为拮抗作用，如阿托品与毛果芸香碱等
4	机体状态	①年龄：小儿、老年人、妊娠、哺乳妇女容易中毒 ②健康状态：机体患病时，特别是患心、肝、肾等器官疾病者容易发生中毒。人体处于饥饿，疲乏等状态下对毒物也较敏感 ③特异性过敏体质易中毒：反复长期使用同样药物，机体可产生耐受性 ④反复使用某种分解代谢缓慢的药物，如洋地黄、苯妥英钠，可体内蓄积

二、紧急救护措施

（一）立即终止接触毒物

1.吸入性中毒毒物的急救

由呼吸道吸入者，立即将患者转移到空气新鲜的地方，静卧、保暖，昏迷者应防止舌后坠，并将身体前倾，尽量吸出呼吸道分泌物，保持呼吸道通畅。必要时可使用呼吸机或高压氧治疗。

2.接触性中毒毒物急救

由皮肤侵入时，立即脱去污染的衣物，用敷料去除肉眼可见的毒物，接着用大量清水、温水或肥皂水清洗接触部位的皮肤、毛发、甲床及皮肤褶皱处；忌用热水及少量水擦洗，因为可使血管扩张，增加毒物吸收。冲洗时间需 15 ～ 30 分钟，必要时可选择相应的中和剂或解毒剂冲洗，具体如表 8-6 所示。眼睛污染可用大量清水或生理盐水冲洗，最好直至石蕊试纸显色中性为止。可的松及抗生素药水交替滴眼。不可用中和性溶液冲洗以免发生化学反应，造成角膜、结膜的损伤。

表 8-6　常见接触性毒物的中和剂或皮肤清洁剂

序号	类别	常见毒物
1	酸类毒物（强酸、甲醛、有机磷、挥发性油剂）	5% 碳酸氢钠或肥皂水
2	碱类毒物（氨水、氢氧化钠）	3%～5% 硼酸、醋酸、食醋
3	苯类、香蕉水	10% 酒精
4	无机磷（黄磷、磷化锌）	1% 碳酸钠

3. 食入性中毒毒物

由胃肠道进入者，及早采取催吐、洗胃、导泻等措施，清除胃肠内未吸收的毒物。常用的方法及洗胃液的选择，具体如表 8-7、表 8-8 所示。

表 8-7　食入性中毒促毒物排出

序号	方法	具体措施与注意事项	适应证	禁忌证
1	催吐	①机械性催吐：无自发性呕吐者或空腹服毒者，先饮水 300～500mL，然后用压舌板、筷子、手指压迫舌根或刺激咽后壁诱发呕吐，反复多次，直至呕吐液转清无异味。若食入的毒物过于黏稠，可先饮适量微温清水（不可热水）或盐水等再行催吐 ②药物催吐：加服催吐药，如吐根糖浆 20mL 或硫酸铜 0.5g，溶于 200mL 温开水中。呕吐时宜取左侧卧位，头部稍低，抬高臀部；幼儿则宜取头低足高俯卧位	一般情况尚好，神志清楚能合作者，尤适于较大的毒物，如未溶解的药片等。是尽快排出胃内毒物的最好方法	禁用于昏迷、惊厥、休克、肺水肿、严重心脏病、妊娠，或腐蚀剂、汽油、煤油中毒者；原有食道病变、消化性溃疡、主动脉瘤、体弱者
2	洗胃	一般常用胃管洗胃法。洗胃时，宜抽取部分胃液作毒物分析；严格控制灌洗。反复灌洗，直至洗出液与灌洗液颜色相同为止	除腐蚀性毒物中毒外的所有服毒患者，在服毒 6 小时内洗胃最有效。催吐未成功或不宜催吐者，若服毒量大，或毒物仍可由胃排出，仍有必要洗胃	腐蚀性毒物中毒者，正处于呕血、抽搐时，原有严重心脏病、食道静脉曲张或上消化道大出血者，汽油中毒者
3	导泻	洗胃后灌入导泻药，以清除进入肠道的毒物，如 25% 硫酸钠 30～60mL 或 50% 硫酸镁 40～80mL 加水 200mL，由胃管灌入或口服。对导泻尚未发生作用者，可用 1% 微温水 5000mL，高位灌肠，连续清洗	经口进入的毒物，尤其是服毒时间超过 8 小时，或者服毒时间虽短但催吐和洗胃不彻底的患者要进行导泻	严重脱水与腐蚀性毒物中毒者，硫酸镁对中枢神经系统有抑制作用，肾功能不全或昏迷者不宜用；油类泻药可促进脂溶性毒物吸收，一般不宜使用
4	灌肠	多用温盐水、清水或 1% 肥皂水连续多次灌肠，以达到有效清除肠道毒物的目的	多用于服毒 6 小时以上，导泻无效及抑制肠蠕动的毒物（巴比妥类、颠茄类、阿片类）中毒	强度心衰、高血压、动脉病、贫血、痔疮等，巨肠症或不明原因引起的出血和穿孔，精神障碍，肝硬化，早孕、肠道手术不足半年，疝气等

表 8-8　洗胃液的选择

序号	洗胃液	适应证
1	温水或生理盐水	适于毒物不明者，生理盐水对硫酸银、砷、溴化物中毒适用
2	1：5000 高锰酸钾液	用于安眠药、氰化物砷化物、生物碱、毒蕈、无机磷等
3	2% 碳酸氢钠溶液	有机磷杀虫药、氨基甲酸酯、苯、汞、香蕉水等中毒
4	中和剂	①强酸可用弱碱中和，如镁乳、2%～3% 氧化镁、氢氧化铝凝胶 ②强碱中毒者以服用食醋或 5% 醋酸等弱酸性药物中和；碳酸盐类中毒时服用加水鸡蛋清、牛奶或植物油 200mL 左右，保护胃黏膜
5	保护剂	腐蚀性毒物可用牛奶、面汤、面粉糊、麦片汤、米汤、生蛋清、植物油等保护胃黏膜
6	吸附剂	药用炭（活性炭）颗粒细小，可作为吸附剂，用炭末 15～30g，加入温开水 200mL 中，拌成混悬液，口服或胃管注入，适合于河豚毒与生物碱
7	沉淀剂	能与毒物生成沉淀，阻止吸收，如 40% 鞣酸或浓茶用于生物碱中毒
8	液状石蜡	口服脂溶性毒物如汽油、煤油等有机溶剂时，可用液状石蜡 150～200mL，促其溶解而不被吸收，再行洗胃
9	0.3% 过氧化氢溶液	阿片类、士的宁、氰化物、高锰酸钾
10	0.3% 氧化镁	阿司匹林、草酸
11	5%～10% 硫化硫酸钠	氯化物、碘、汞、铬、砷

注：对硫磷及乐果中毒忌用 1：5000 高锰酸钾液，因氧化后可致毒性增强；数敌百虫中毒禁用 2% 碳酸氢钠溶液，因可使其变为毒性更强的敌敌畏，强酸中毒忌用碳酸氢钠，因可生成二氧化碳，使胃肠胀气，诱发穿孔；碳酸盐类中毒时忌用醋酸类。

（二）促进已吸收的毒物排出

常用方法包括吸氧、利尿、透析疗法等。

1. 吸氧

窒息性毒物及刺激性气体中毒时，吸氧可加速毒气出，高压氧治疗是一氧化碳中毒的特效抢救措施。一氧化碳中毒时，吸氧可促使碳氧血红蛋白解离，加速一氧化碳排出。

2. 利尿

大多数毒物是由肾排出的毒物，加强利尿能加速毒物的排出，大量利尿时，需适当补充钾盐。但在此过程中，需严密观察病情变化、定时监测尿量及尿 pH 的变化等，若伴有急性肾功能不全者，不适宜采用此法进行排出毒物，且短效和中效巴比妥类、苯妥英钠、三环抗抑郁药等中毒时，利尿剂不能加速其排泄。目前常用的利尿措施，如表 8-9 所示。

表 8-9　利尿排出毒物的措施

序号	类别	方式
1	补液	大量快速输液，常用 5% 葡萄糖盐水或 5% 葡萄糖溶液为宜，速度 200 ～ 400mL/h
2	利尿剂	无脱水，且尿量较少时，常用呋塞米等强效利尿剂静注或 20% 甘露醇等渗透性利尿剂静滴。后者适用于出现脑水肿或肺水肿的中毒患者
3	碱化尿液	常用 5% 碳酸氢钠静脉滴注，通过改变尿液 pH 从而促进毒物的排出。也利于酸性毒物的离子化（如苯巴比妥和水杨酸类），从而减少肾小管的重吸收
4	酸化尿液	pH 在 5.0 以下时，有利于碱性药物如苯丙胺、奎宁、安非他命以及其他一些碱性药物的排出。利用维生素 C 酸化，甘露醇利尿，可以产生足够的酸性尿或利用 5% 右旋糖酐 1000mL 和生理盐水 500mL，以 500mL/h 的速度轮流注射，可达到酸化尿液并利尿的目的

3. 透析疗法

一般中毒发生在 12 小时内尽早行人工透析效果最好。透析疗法可清除血液中分子量小、亲水性高、蛋白质结合力低的毒物。但对一些进入人体后无可逆作用的药物，如氯化物、胆碱酯酶抑制剂等基本无效；有机磷农药、短效巴比妥类等，因其均具有脂溶性，透析效果也不佳。常用的方式有：

（1）血液透析：适于中毒较重，血中浓度高、常规措施无效，且伴肾功能不全及呼吸抑制患者。可用于清除血液中的苯巴比妥、水杨类、茶碱、甲醛、甲醇、乙醇、苯丙胺、异烟肼、保泰松、磺胺药、硫脲类药、地高辛等，以及毒蕈、鱼胆、蛇毒、铅、锂等中毒。

（2）腹膜透析：仅用于无法做血液透析的情况下。如时间过长，毒物与血浆蛋白结合后则不宜血液透析。血液透析的疗效相较腹膜透析要好。

4. 血液灌流

血液流过装有活性炭或树脂吸附材料的灌流柱，毒物被吸附后，再将血液回输入患者体内的方法。

适用于脂溶性化合物、与蛋白质结合紧密的毒物所致的严重中毒且透析疗法无效者，是目前常用的中毒抢救措施。此法能吸附脂溶性或与蛋白质结合的化学物质，有效清除血液中巴比妥类、氨茶碱、洋地黄及百草枯等；对地西泮、氯丙嗪、氯氮平、奋乃静、阿米替林、部分有机磷、毒鼠强也有一定的清除作用。因活性炭具有的吸附能力一般时效为 2 小时，所以血液灌流的时间不宜超过 2 ～ 3 小时。还应注意，在血液灌流中血液的正常成分如血小板、白细胞、凝血因子以及治疗药物等也能被吸附而随之排出，故需要定时监测和及时补充。

（三）解毒剂的应用

急性中毒的特异性治疗是整个治疗的基础，有可能直接影响中毒患者病情进展与预后。常用的解毒剂分为一般解毒剂、拮抗剂与特效解毒剂。

（1）一般解毒剂包括中和剂、沉淀剂、氧化剂等。

（2）拮抗剂：①纳洛酮，为吗啡受体拮抗剂，对吗啡及其代用品引起的呼吸抑制有特异的拮抗作用，对急性乙醇中毒有催醒作用，对地西泮等镇静药中毒也有一定疗效。常用 0.4～0.8mg，静脉注射或肌内注射，严重者 1 小时后可重复用药一次。②新斯的明，为箭毒中毒的拮抗剂。③氟马西尼是苯二氮卓类受体的拮抗药，用于地西泮类药物中毒的解救。禁用于三环类抗抑郁药中毒。④其他：双香豆素中毒可用维生素 K_1 解毒；鱼精蛋白常用作肝素中毒的解毒；高效蛇毒血清可用于毒蛇咬伤；抗胆碱能药如阿托品中毒可用毒扁豆碱；钙通道阻滞剂中毒可用钙剂解救；β 受体阻滞剂中毒可用高血糖素急救；异烟肼中毒用维生素 B_6 救治。

（3）特效解毒剂具体如表 8-10 所示。

表 8-10　几种常见的特效解毒剂

序号	类别	方式
1	氯解磷定、碘解磷定	为胆碱复合药，适用于有机磷农药中毒
2	阿托品	属于抗胆碱药，能阻断乙酰胆碱受体，即毒蕈碱受体。适用于拟胆碱药中毒，含毒蕈碱中毒，锑剂中毒引起的心律失常，有机磷中毒
3	金属中毒解毒剂	①依地酸二钠钙是最常用的氨羧螯合剂，适用于铅中毒，1.0g/d 加入 5% 葡萄糖液 250mL 稀释后静脉滴注，3 天为一疗程，停药 3～4 天后可重复用药。总量 4.5～6g。用药期间需防止中毒性肾病发生 ②二巯丙醇用于砷、汞、金、锑中毒，第 1～2 天用药 2～3mg/kg，肌注，每日 4～6 次。用药 3～10 天后改 2 次 / 天，有肝功能不全者慎用 ③二巯基丙磺酸钠用于砷、汞、铜、锑等中毒，疗效优于二巯丙醇，用法：取 5% 溶液 5mL，肌注，第一天 3～4 次，第二天 2～3 次，第 3～7 天每日 1～2 次 ④二巯基丁二钠，对酒石酸锑钾、砷、汞、铅、镉、钴、镍、锌等中毒有较好疗效，毒性低，一般 0.5g，肌注，每日 2 次
4	亚硝酸盐—硫代硫酸钠	治疗氰化物、木薯、苦杏仁及硫化氢中毒。氰化物等中毒后，立即吸入亚硝酸异戊酯 1 支，间隔 2～3 分钟后再吸 1 支（直至静脉注射亚硝酸钠为止）；同时以 3% 亚硝酸钠溶液 10mL，缓慢静脉注射；再用 25% 硫代硫酸钠 50mL，缓慢静脉注射
5	亚甲蓝（美蓝）	治疗亚硝酸盐、苯胺、硝基苯等中毒引起的高铁血红蛋白血症，小剂量亚甲蓝可使高铁血红蛋白还原为正常血红蛋白。用于亚硝酸盐、苯胺、硝基苯类中毒，用法为 1% 亚甲蓝 5～10mL（1～2mg/kg）稀释后静脉注射；而大剂量（10mg/kg）亚甲蓝的作用则相反，可引起高铁血红蛋白，可用来治疗氯化物中毒，慢静脉注射

（四）治疗及护理方法

对尚无特效解毒药的毒物中毒，对症治疗非常重要，治疗时，应把维持机体各系统功能放在首位。其目的是保护生命，恢复脏器功能，帮助患者渡过难关。

1. 一般护理

一般护理的主要方式有：①嘱卧床休息，必要时，保暖。②密切监测生命体征、神志、瞳孔、出入水量及病情变化（如呕吐物及排泄物的性状与量等），若尿量 < 1000mL/d，尿比重 > 1.020 时，提示血液浓缩，需适当补液。血压下降且尿量减少提示缺水或缺乏胶体物质或两者均缺乏。③昏迷患者加强皮肤与呼吸道的护理。④合理给氧，保持呼吸道通畅，必要时进行气管插管等。⑤平稳血压，保护心、脑、肝、肾等重要脏器的功能，遵医嘱合理用药。⑥必要时，静脉或鼻饲进行营养支持。⑦防治压疮、呼吸道感染等并发症。

2. 维持水电解质及酸碱平衡

纠正代谢性酸中毒，首选 5% 碳酸氢钠 5mL/kg。

3. 积极治疗并发症

如肺水肿、呼吸衰竭、休克、心律失常、中毒性肝病、急性肾功能衰竭、心搏骤停等。

（五）健康教育

1. 加强防毒宣传

向群众介绍常见毒物中毒的预防和急救知识；严格遵守毒物的防护和管理制度。可因时、因地制宜地进行防毒宣传，如在冬天宣传预防煤气中毒。在农村喷洒毒药季节，宣传防止农药中毒的方法。

2. 加强食品安全管理

预防食物或药物中毒，不要吃有毒或变质的动植物，食用特殊食品前，要注意了解有无毒性，如无法辨别有无毒性的蕈类，或怀疑被有机磷毒死的家禽等，不可食用；教育水产地居民捕捉到河豚时不可食用；不可食用棉籽油，因含有棉酚，为工业用油；新鲜腌制咸菜或变质韭菜、菠菜、萝卜等含较多硝酸盐，摄入后可引起高铁血红蛋白血症，故不可食用。

3. 加强毒物管理

严格遵守有关毒物的防护和管理制度，改进生产设备，厂矿内有毒物质的生产设备应采用机械化、自动化、管道化、密闭化的设备，在化学物质的生产过程中，防止毒物"跑、冒、滴、漏"；在喷洒农药、灭鼠药，抢救意外事故，或进入空气中含有高浓度毒物的场所时，要加强个人防护，穿防护衣服，戴防毒面具；生产车间和岗位应加强通风，防止毒物聚积。农药和杀鼠剂毒性较大，要加强保管，标记清楚，防止误食。

第二节 有机磷农药中毒及护理技术

一、有机磷农药中毒概述

（一）中毒途径

1. 生活性中毒

误服或误食被有机磷杀虫药污染的食物或毒杀的动物，可引发中毒。也可见于用杀虫药杀灭蚊虫、治疗皮肤病或内服驱虫时引起的中毒。或在农田工作，由皮肤及呼吸道吸入中毒。

2. 职业性中毒

生产、包装、保管过程中防护不当，或生产设备密闭不严，导致吸入呼吸道。

（二）中毒机制

有机磷杀虫药进入人体后与乙酰胆碱酯酶的酯解部位结合形成磷酰化胆碱酯酶，后者无分解乙酰胆碱的能力且较为稳定，使乙酰胆碱积聚，导致胆碱能神经先兴奋后抑制，中毒严重者，甚至昏迷死亡。

二、护理评估

（一）健康史

有口服或喷洒有机磷杀虫药等接触史；应详细了解杀虫药的种类、剂量、中毒时间、中毒经过和侵入途径。生产性中毒者，重点询问工种、操作过程，接触的农药种类和数量、接触途径、有无并发症情况。非生产性中毒者，要了解患者的精神状态，本人与家人的关系，最好能收集患者可能盛放农药的容器、纸袋和剩余农药。两者都要询问发病过程、症状、初步处理等。

（二）身体状况

1. 急性胆碱能危象

急性胆碱能危象是急性有机磷农药中毒的主要临床表现，在中毒后立即发生：

（1）毒蕈碱（M）样症状：多数腺体分泌增加、平滑肌收缩及括约肌松弛。表现为多汗、流涎、流泪、流涕、多痰及肺部湿啰音、胸闷、气短、呼吸困难、瞳孔缩小、视力模糊、恶心、呕吐、腹痛、腹泻、肠鸣音亢进、大小便失禁。

（2）烟碱（N）样症状：交感神经兴奋和肾上腺髓质分泌，表现为皮肤苍白、心率增快、血压升高。骨筋肌神经—肌肉接头阻断，表现为肌颤、肌无力、肌麻痹等，呼吸肌麻痹导致呼吸衰竭。

（3）中枢神经系统症状：轻者头晕、头痛、情绪不稳，重者抽搐、昏迷，严重者呼吸、循环中枢受抑制而死亡。

2. 中间期综合征

中间期综合征发生于中毒后 24 ～ 96 小时或 2 ～ 7 天，发生在胆碱能危象和迟发性神经病之间，故称中间期综合征。发病时胆碱能危象多已控制，表现以肌无力最为突出，涉及颈肌、肢体近端肌、第 III ～ VI 对和第 X 对脑神经所支配的肌肉，重者累及呼吸肌。具体表现为抬头困难、肩外展及屈旋困难；眼球活动受限，眼睑下垂，睁眼困难，复视；颜面肌、咀嚼肌无力、声音嘶哑和吞咽困难；呼吸肌麻痹则有呼吸困难、频率减慢、胸廓运动幅度变浅，进行性缺氧致意识障碍、昏迷以至死亡。在缺氧发生之前意识正常，无感觉障碍。全血或红细胞胆碱酯酶活性明显低于正常者，一般持续 2 ～ 20 天，个别可长达 1 个月。

3. 迟发性神经病

迟发性神经病多在急性中毒恢复后 1 ～ 2 周开始发病，首先累及感觉神经，逐渐发展至运动神经。开始多见于下肢远端部分，表现为趾端发麻、疼痛等，后逐渐向近端发展，疼痛加剧，脚不能着地，手不能触物。约 2 周后，疼痛减轻转为麻木，肢体开始无力，逐渐发展为弛缓性麻痹，出现足、腕下垂。少数发展为痉挛性麻痹，可伴有自主神经功能障碍。恢复期一般 0.5 ～ 2 年，少数遗留终身残疾。

（三）辅助检查

（1）血胆碱酯酶活力测定：是诊断有机磷中毒的特异性实验室指标，对判断中毒程度、疗效和估计预后极为重要。将正常人血胆碱酯酶活力值定为 100%，急性有机磷中毒时，血胆碱酯酶活力 70% ～ 50% 为轻度中毒；50% ～ 30% 为中度中毒；30% 以下为重度中毒。

（2）毒物检测：呕吐物、胃液检测到有机磷农药。

（3）尿中有机磷代谢产物测定：如对硫磷中毒尿中测到对硝基酚增高，美曲磷脂（敌百虫）中毒尿中三氯乙醇含量增高。

三、常见护理诊断／问题

（1）急性意识障碍：与有机磷中毒导致神经功能受损有关。

（2）体液不足：与呕吐、腹泻有关。

（3）气体交换受损：与支气管腺体分泌物增多、肺水肿、呼吸肌麻痹等有关。

（4）低效性呼吸形态：与呼吸肌麻痹和呼吸中枢受抑制有关。

（5）有误吸的危险：与意识障碍有关。

（6）知识缺乏：缺乏有机磷杀虫药使用、管理和防范知识。

四、护理措施

（一）紧急救护

1. 迅速清除毒物

（1）清洗：经皮肤黏膜吸收中毒者立即脱离中毒现场，脱去污染衣物，用肥皂水彻底清洗皮肤、毛发、指甲缝隙，禁用热水或酒精擦洗。眼部污染者，用 2% 碳酸氢钠液或生理盐水冲洗。

（2）洗胃：口服中毒者用清水、2% 碳酸氢钠溶液（敌百虫忌用，因为碳酸氢钠可将敌百虫转化为敌敌畏，使毒性增强）或 1：5000 高锰酸钾溶液（对硫磷忌用，因为高锰酸钾可将对硫磷转化为对氧磷，使毒性显著增强）反复洗胃，洗胃要尽早、彻底、反复进行，直至洗出液清亮、无大蒜味为止。洗胃过程中应严密观察患者生命体征的变化，如出现呼吸心搏骤停，应立即停止洗胃并协助抢救。

2. 应用解毒药物

应用原则为早期、足量、联合、重复用药。

（1）抗胆碱药与乙酰胆碱争夺胆碱能受体，拮抗乙酰胆碱的作用：对抗急性有机磷农药中毒所致的呼吸中枢抑制、支气管痉挛、肺水肿、循环衰竭。常用抗胆碱药有两类：外周作用较强的抗胆碱药（节后抗胆碱药），对外周及中枢 M 样胆碱能受体有阻断作用，如阿托品；中枢作用较强的抗胆碱药，对中枢 M 样受体、N 样受体及外周 M 样受体有阻断作用，如东莨菪碱。最常用的抗胆碱药为阿托品，首次用量和重复用量根据病情轻重及用药后的效应而定。一般轻度中毒首次用量为 1～4mg，中度中毒者用 5～10mg，重度中毒者用 10～20mg，同时应用胆碱酯酶复能剂。然后根据病情分别重复多次给予 0.5～1mg（轻度）、1.0～2.0mg（中度）、2.0～3.0mg（重度），直至 M 样症状消失，出现阿托品化。口服中毒者，需重复用药多次，必须维持阿托品化 3～7 天。

（2）胆碱酯酶复能剂：作用是使磷酰化胆碱酯酶在"老化"之前重新恢复活性。现有复能剂为酶类药物，除能使磷酰化胆碱酯酶恢复活性外，对肌颤、肌无力和肌麻痹有直接对抗作用。酶类复能剂有氯解磷定、碘解磷定、甲磺磷定、双复磷、双解磷等，常用的是氯解磷定和碘解磷定。

氯解磷定的用法：轻度中毒者 0.5～1.0g 肌内注射 1～2 次即可；中度中毒首次 1～2g 肌内注射，以后 1～2 小时重复 1 次，每次 0.5～1.0g，症状好转后减量；重度中毒者首次 2.0～2.5g 肌内注射或静脉注射，以后每 2 小时给 1g，24 小时可用至 10g，症状好转后逐渐减量，全血胆碱酯酶活力稳定在 50% 以上，2 天停药。

解毒药物的使用原则：①合并用药：抗胆碱药能对抗外周 M 样症状和中枢症状，起效快。复能剂能使磷酰化胆碱酯酶恢复活性，并直接对抗外周 N 样症状，两者合用疗效最好。②尽早用药：重度有机磷农药中毒病情凶险，发展迅猛，磷酰化胆碱酯酶有"老化"现象，故给药越早疗效越好。③足量用药：解毒药物只有达到一定剂量时才能取得最好的疗效，首次足给药疗效高、恢复快。抗胆碱药的足量指标是出现阿托品化，复能剂的足量指标是肌颤消失、血液胆碱酯酶活性恢复至 50% ～ 60% 以上。④重复用药：有机磷农药要 48 小时才能完全排出体外，解毒药物作用时间较短，如酶类复能剂血中半衰期为 1 ～ 2 小时，故在中毒后必须重复给药维持血药浓度，以巩固疗效，直至有机磷完全排出体外为止。但要根据病情和药物的半衰期给药，不能定时地机械地重复同一剂量。

3. 对症处理

（1）镇静抗惊厥：地西泮 10 ～ 20mg 肌内注射或静脉注射，必要时可重复。

（2）积极防治并发症：积极防治脑水肿、休克、心律失常，纠正水电解质和酸碱平衡失调，防治肺部感染、保肝治疗。严重患者可输新鲜全血，补充胆碱酯酶。防治脑水肿，给予利尿剂、脱水剂，常用 20% 甘露醇快速静脉滴注，15 ～ 30 分钟滴完，每 6 ～ 8 小时一次。地塞米松大剂量短程治疗，每日 30 ～ 60mg，分数次静脉给药。

（3）中间期综合征的救治：以人工机械通气为主，给予足量氯解磷定及其他支持疗法。

（4）迟发性神经病的治疗：肌内注射大剂量 B 族维生素，给予胞磷胆碱及肾上腺皮质激素，辅以物理治疗及其他支持疗法。

（二）护理要点

1. 维持有效通气功能

中毒早期，呼吸道有大量分泌物且常伴有肺水肿，因呼吸肌麻痹或呼吸中枢抑制致呼吸衰竭，故保持呼吸道通畅、维持呼吸功能至关重要。应及时有效地清除呼吸道分泌物、做好气管插管或气管切开的护理、应用机械通气等，以维持患者有效通气。

2. 洗胃护理

（1）洗胃要早、彻底和反复进行，直到洗出的胃液无农药味并澄清为止。

（2）一般选用 1% ～ 2% 碳酸氢钠溶液、1 ∶ 5000 高锰酸钾溶液、0.45% 盐水洗胃。美曲膦酯（敌百虫）中毒时，应选用清水洗胃，忌用碳酸氢钠溶液和肥皂水洗胃。对硫磷、内吸磷、甲拌磷、乐果、马拉硫磷等忌用高锰酸钾溶液洗胃。若不能确定有机磷农药种类，则用清水、0.45% 盐水彻底洗胃。

（3）洗胃过程中，密切观察生命体征的变化，如有呼吸、心搏骤停，应立即停止洗胃并进行抢救。

五、健康教育

（1）普及预防有机磷农药中毒的知识：向生产者、使用者广泛宣传各类有机磷农药都可通过皮肤、呼吸道、胃肠道吸收，进入体内可致中毒。喷洒农药时应遵守操作规程，加强个人防护，穿长袖衣裤及鞋袜，戴口罩、帽子及手套，使用后用碱水或肥皂水洗净手、脸及其他接触农药的部位，方能进食、抽烟，被污染衣物要及时洗净。盛装有机磷农药的用具要专用，严禁盛装食品、牲口饲料等。

生产和加工有机磷农药的工厂，生产设备应密闭化，建立检修制度，以防止农药中间产物及成品外溢。工作人员应定期体检，测定全血胆碱酯酶活性。

（2）对出院患者的护理教育：出院时应告诉家属及患者，患者需在家休息 2～3 周，按时服药，不可单独外出，以防发生迟发性神经病。对自杀造成中毒的患者，在出院时，要教会患者应对应激源的方法，并要学会获得社会支持网的帮助，以增强对抗应激的能力。

第三节　镇静催眠药中毒及护理技术

20 世纪 50 年代以前，常用的镇静催眠药是巴比妥类。1960 年以后，抗焦虑药物苯二氮䓬类逐渐取代了大部分其他镇静催眠药。

镇静催眠药是中枢神经系统抑制药，具有镇静和催眠作用。小剂量引起镇静，服用过量即可导致中枢神经系统抑制等一系列急性中毒表现，一次服用大剂量甚至可造成死亡。长期滥用镇静催眠药可引起耐药性和依赖性而导致慢性中毒。突然停药或迅速减量可引起戒断综合征。

一、药物分类及中毒机制

（一）镇静催眠药分类

1. 苯二氮䓬类

苯二氮䓬类是目前临床应用最广的镇静催眠药，并有抗焦虑作用，其优点是对呼吸影响小，嗜睡、乏力等不良反应轻，大致分三类：

（1）长效类（半衰期＞30 小时）：地西泮、氯氮䓬、氟西泮。

（2）中效类（半衰期 6～30 小时）：阿普唑仑、奥沙西泮、替马西泮。

（3）短效类：三唑仑。

2. 巴比妥类

作为镇静催眠药目前应用较少，本类药是广谱抗惊厥药。

（1）长效类：巴比妥、苯巴比妥。

（2）中效类：戊巴比妥、异戊巴比妥、布他比妥。

（3）短效类：硫喷妥钠、司可巴比妥。

3.非巴比妥非苯二氮䓬类

水合氯醛、甲喹酮、格鲁米特、甲丙氨酯。

（二）中毒机制

镇静催眠药物均具有脂溶性，易透过血脑屏障作用于中枢神经系统。近年来研究认为，苯二氮䓬类药物与增强氨基丁酸（GABA）能神经的功能有关从而产生对中枢神经系统的抑制作用。巴比妥类也有促进 GABA 能神经的抑制效应，增强 GABA 的突触后抑制功能，但巴比妥类与苯二氮䓬类在中枢神经系统的作用又有所不同，苯二氮䓬类主要选择性作用于边缘系统，影响情绪和记忆力；巴比妥类主要作用于网状结构上行激活系统而引起中枢抑制，发生意识障碍，且巴比妥类随剂量加大而使抑制作用相继加深，由镇静、催眠、麻醉以至延髓中枢麻痹。非巴比妥类非苯二氮䓬类镇静催眠药对中枢神经系统的作用与巴比妥类相似。

二、护理评估

（一）健康史

详细了解是否有应用中毒量镇静安眠药史，服药的种类、剂量、治疗时间及原来机体健康状况。

（二）身体状况

1.急性中毒

（1）巴比妥类中毒：一次服用大剂量巴比妥类能抑制中枢神经系统，症状与剂量有关。①轻度中毒：嗜睡，情绪不稳定，注意力不集中，记忆力减退，共济失调，发音含糊不清，步态不稳，眼球震颤，可唤醒。生命体征一般正常，各种反射存在。②中度中毒：表现为昏睡或浅昏迷，呼吸浅而慢，腱反射消失，眼球震颤，血压可正常，角膜反射及咽反射仍存在。③重度中毒：进行性中枢神经系统抑制，可由嗜睡发展到深昏迷；呼吸抑制由呼吸浅而慢到呼吸停止；心血管功能由低血压到休克。肌张力下降，腱反射消失。胃肠蠕动减慢。长期昏迷患者可发生肺炎、肺水肿、脑水肿、肾衰竭等并发症，威胁患者生命。

（2）苯二氮䓬类中毒：中枢神经系统抑制较轻，主要表现为嗜睡、头晕、言语不清、意识模糊、共济失调。很少出现长时间的深度昏迷、呼吸抑制、休克等严重症状。

（3）非巴比妥非苯二氮䓬类：其症状与巴比妥类中毒相似，但各有特点：①水合氯醛中毒：可有心律失常，肝脏受损可出现黄疸、肝大、肝功能异常，肾脏受损可出现尿量减少、蛋白尿、肾功能异常。②格鲁米特中毒：意识障碍可现周期性波动，有抗胆碱能神经症状，如瞳孔散大等。③甲喹酮中毒：可有明显的呼吸抑制，出现椎体束体征如肌张力增高、腱反射亢进、抽搐等。④甲丙氨酯中毒：常有血压下降。

2. 戒断综合征

长期服用大剂量镇静催眠药的患者，突然停药或迅速减少药量时，可发生戒断综合征，主要表现为易激动、焦虑、失眠、恶心、呕吐、四肢和躯干震颤，共济失调。

（三）辅助检查

（1）尿或胃内容物的巴比妥类及氯丙嗪定性试验或血药浓度的测定，可以明确是否催眠药中毒或判断催眠药的种类。

（2）血常规、尿常规、肝肾功能及血气分析等有助于了解器官受损情况。

三、常见护理诊断/问题

（1）清理呼吸道无效：与药物抑制呼吸中枢、咳嗽反射减弱或消失有关。

（2）组织灌注量改变：与急性中毒致血管扩张有关。

（3）有皮肤完整性受损的危险：与意识障碍致不能自行翻身有关。

（4）潜在并发症：肺部感染。

四、护理措施

（一）紧急救护

1. 急性中毒

（1）迅速清除毒物：①洗胃：口服中毒者早期给予 1 ∶ 5000 高锰酸钾溶液或用温水洗胃，洗胃液总量约 10000mL。②应用活性炭或导泻剂：活性炭能吸附各种镇静催眠药，首次用活性炭 50 ～ 100g，用 2 倍水配成混悬液口服或胃管注入，同时给予硫酸钠导泻。③碱化尿液、利尿：选用 4% ～ 5% 碳酸氢钠 100 ～ 200mL，静脉滴注，用呋塞米利尿有利于巴比妥类催眠药从组织释出，经肾脏排泄。④血液透析、血液灌流：对巴比妥类有效，危重患者可考虑应用；对苯二氮䓬类无效。

（2）应用特效解毒剂：苯二氮䓬类镇静催眠剂中毒可选氟马西尼拮抗，用量 0.2mg 缓慢静脉注射，必要时重复给药。巴比妥类中毒无特效解毒药。

（3）维持呼吸及循环功能：保持呼吸道通畅，深昏迷患者气管插管，保证吸入足够的氧及排出二氧化碳；呼吸衰竭者行人工呼吸或气管插管，应用呼吸机；静脉输液补充血容量，维持水电解质平衡，必要时应用血管活性药物。

（4）对症处理：急性中毒出现低血压多由于血管扩张所致，应输液补充血容量，如无效，可考虑给予适量多巴胺；深昏迷或抽搐者，给予脱水剂减轻脑水肿；出现中毒性肝损害伴黄疸者，给予保肝和皮质激素治疗；帕金森综合征选用苯海索等。

2. 慢性中毒

（1）逐步缓慢地减少镇静催眠药的药量，直至停药。

（2）请精神科医师会诊，进行心理治疗。

（二）护理要点

1. 保持呼吸道通畅

观察患者呼吸的变化，注意呼吸的频率、节律和呼吸音；注意有无缺氧、呼吸困难、窒息等症状，监测动脉血气分析。仰卧位时，头偏向一侧，可防止呕吐物或痰液阻塞气道。及时吸出痰液，持续氧气吸入，防止脑组织缺氧导致脑水肿，加重意识障碍。

2. 严密观察病情

（1）观察意识及生命体征的变化：定时测量生命体征，观察意识状态、瞳孔大小、对光反应、角膜反射，若瞳孔散大、血压下降、呼吸变浅或不规则，常提示病情恶化，应及时通知医生，采取紧急处理措施。

（2）观察药物疗效及不良反应：遵医嘱静脉输液，及时纠正休克，防止急性肾功能衰竭的发生；遵医嘱应用中枢兴奋药如贝美格、洛贝林等；吩噻嗪类药物中毒应用苯丙胺、安钠咖等。用药时，注意观察药物疗效及不良反应，监测脏器功能变化，尽早防治脏器功能衰竭。

3. 加强基础护理

注意皮肤的清洁卫生，定期给予床上擦浴。保持床单位清洁、干燥、平整，定时给患者翻身并按摩受压处，预防压疮。做好口腔护理。

4. 指导患者预防肺部感染的方法

保持室内空气新鲜，冬天注意保暖，防止受凉感冒。指导患者深呼吸和有效咳嗽，教会患者正确的叩背方法，促进有效排痰。

5. 饮食护理

昏迷超过 3～5 天，患者营养不易维持者，可由鼻饲补充营养及水分，给予高热量、高蛋白易消化的流质饮食，以提高机体抵抗力。

6. 心理护理

对服药自杀者进行心理疏导，稳定情绪，不宜让其单独留在病房内，防止再度自杀；对担心预后者，应帮助患者了解相关预后的基本知识。药房、医护人员应严格管理镇静催眠药物。

五、健康教育

（1）对情绪不稳定和精神不正常的人，镇静催眠药的使用应严加管理，同时防止药物依赖。

（2）长期服用大量催眠药的人，应逐渐减量后停药，不能突然停药。

第四节　急性一氧化碳中毒及护理技术

一氧化碳（CO）是无色、无臭、无味、无刺激性气体，较空气轻，比重约 0.967，易扩散，几乎不溶于水，易溶于氨水。在空气中燃烧呈蓝色火焰。与空气混合达 12.5% 时有爆炸的危险。CO 可以在空气中达到致死浓度而长时间不被发觉。如防护不周，人体吸入空气中 CO 含量超过 0.01% 时，即有急性 CO 中毒，俗称煤气中毒。过量的 CO 在血液中形成碳氧血红蛋白，引起组织和器官缺氧。临床表现主要为意识障碍、呼吸困难，重者因呼吸、循环衰竭而死亡。

一、中毒途径及机制

（一）中毒途径

在工业生产和日常生活中，含碳物质燃烧不完全时，均可产生 CO。常见的途径主要见于以下两种：

1. 生活中毒

在室内烧煤、烧炭取暖，煤气管道漏气，高炉煤气，浴室内使用燃气加热器淋浴，且通风不良时。煤炉产生的气体中 CO 含量高达 6%～30%，室内门窗紧闭，火炉无烟囱，烟囱堵塞、漏气、倒风，以及在通风不良的浴室内使用燃气加热器淋浴，密闭空调车内滞留时间过长等都可发生 CO 中毒。失火现场空气中 CO 浓度可高达 10%，也可发生中毒，合成光气、甲醇、甲醛及氨的过程中需 CO 作原料，可能接触 CO。

2. 工业中毒

高炉煤气和发生炉含 CO 达 30%～35%，水煤气含 CO 可高达 30%～40%，炉门关闭不严或管道泄漏及煤矿瓦斯爆炸时，都有大量 CO 产生，容易发生一氧化碳中毒。

（二）中毒机制

（1）缺氧是 CO 中毒的主要机制。CO 经呼吸道吸入肺泡，迅速弥散入肺泡壁毛细血管内，当进入血液循环后，约 85% 的 CO 立即与血液中红细胞的血红蛋白（Hb）紧密结合形成稳定的碳氧血红蛋白（HbCO）。CO 与 Hb 的亲和力比 O_2 与 Hb 的亲和力大 240 倍，因其解离速度比氧合血红蛋白慢 3600 倍，故不易解离。HbCO 无携带氧的功能，并使血红蛋白氧解离曲线左移，HbO_2 中的 O_2 与 Hb 结合较前紧密，血氧不易释放组织，导致全身组织和器官缺氧加重。

（2）高浓度的 CO 还可与含二价铁的肌球蛋白结合，损害线粒体功能；CO 与还原型的细胞色素氧化酶的二价铁结合，抑制细胞色素氧化酶的活性，阻碍细胞对氧的利用。同时，CO 还可透过胎盘屏障，对胎儿也会产生毒害作用。

（3）CO 中毒时，因为大脑对缺氧最敏感，大脑最易遭受损害。CO 中毒后，脑内小血管麻痹、扩张，渗透性增加，脑内三磷酸腺苷在无氧情况下迅速耗尽，钠离子蓄积于细胞内，严重者可有脑水肿，继发脑血管病变及皮质或基底节的局灶性缺血性坏死以及广泛的脱髓鞘病变，导致脑循环障碍，引起血栓形成、缺血性软化，出现迟发性脑病。因此，重症者可发生脑疝，危及生命。

二、护理评估

（一）健康史

患者一般均有 CO 吸入史或 CO 职业接触史。需了解中毒时所处的环境、停留时间及意识状态，以及突然昏迷时的情况。

（二）身体状况

正常人血液中 HbCO 含量一般为 5%～10%。CO 中毒时对人体的危害主要取决于空气中 CO 浓度及接触时间，与血中 HbCO 水平呈明显剂量—效应关系，高温可增强 CO 的毒性。同时，也与患者中毒前的健康情况以及中毒时的体力活动状态有关。CO 与 Hb 的结合是可逆的，早期中毒及时终止接触 CO，及时正确处理，HbCO 就可以解离，CO 可经由肺排出体外。

1. 急性 CO 中毒临床分级

依据临床表现的轻重程度，临床上常分为三个级别，具体分级，如表 8-11 所示。

表 8-11　急性 CO 中毒临床分级

序号	类别	血 HbCO 浓度	临床表现
1	轻度	10%～20%	头痛、头晕、乏力、恶心、呕吐、心悸、四肢无力，甚至短暂性晕厥等，原有冠心病患者可出现心绞痛。患者如能及时脱离中毒环境，吸入新鲜空气或给氧，症状可很快消失
2	中度	30%～40%	除上述症状更明显之外，还可伴有皮肤黏膜樱桃红色，神志不清、呼吸困难、烦躁、谵妄、昏迷，对疼痛刺激可有反应，瞳孔对光反射、角膜反射可迟钝，腱反射减弱，脉快、多汗等。经积极治疗可恢复正常，且无明显并发症

（续表）

序号	类别	血 HbCO 浓度	临床表现
3	重度	＞50%	常处于深昏迷，各种反射消失，可呈去大脑皮质状态（患者可以睁眼，但无意识，不语、不动、不主动进食或大小便，呼之不应、推之不动，并有肌张力增强），还能发生脑水肿伴惊厥、呼吸抑制、休克、心律失常、上消化道出血等。部分患者还可能发生压迫性肌肉坏死（横纹肌溶解症），坏死肌肉释放的肌球蛋白可引起急性肾小管坏死和肾功能衰竭。此期死亡率高，抢救存活者多伴不同程度后遗症

CO 中毒患者如果出现以下情况提示病情危重：

（1）持续昏迷抽搐达 8 小时以上。

（2）$PaO_2 < 36mmHg$，$PaCO_2 > 50mmHg$。

（3）昏迷，伴严重的心律失常或心力衰竭。

（4）并发肺水肿。

2.CO 中毒迟发性脑病

严重中毒者抢救苏醒后，经过 2～60 天的"假愈期"，可出现下列表现：①精神障碍，如痴呆、记忆力减退、定向力丧失。②帕金森综合征。③偏盲、偏瘫、失语、失明或继发性癫痫等。

轻度中毒者常可完全恢复。重症患者昏迷时间过长者，多提示预后严重，但也有不少患者仍能恢复。迟发性脑病恢复较慢，有少数可留有持久性后遗症状。

（三）辅助检查

1. 血液 HbCO 测定

监测血中 HbCO 浓度，不仅可有助于明确诊断而且有助于分型和估计预后。因为脱离现场数小时后 HbCO 即逐渐消失，采取血标本要求在 8 小时以内。

2. 脑电图检查

可见弥漫性低波幅慢波与缺氧性脑病进展相平行。

3. 头部 CT 检查

脑水肿时可见大脑皮质下白质，包括半卵圆形中心与脑室周围白质有病理性密度减低区。苍白球常见软化、坏死，两侧呈对称性低密度区，大脑深部髓鞘脱失改变。

三、常见护理诊断／问题

（1）急性意识障碍：与 CO 中毒导致中枢神经缺氧有关。

（2）有误吸的危险：与意识障碍、呕吐物、呼吸道分泌物清除困难有关。

（3）有皮肤完整性受损的危险：与患者意识障碍、生活不能自理有关。

（4）气体交换受损：与支气管腺体分泌物增多、肺水肿、呼吸肌麻痹等有关。

（5）知识缺乏：缺乏有机磷杀虫药使用、管理和防范知识。

四、护理措施

（一）紧急救护

1. 迅速脱离中毒现场

进入中毒现场，先做好自我防护，然后迅速打开门窗进行通风、换气，断绝煤气来源。迅速将患者移至空气清新、通风良好的地方。松解衣扣、裤带，保持呼吸道通畅，注意保暖，轻症患者通过上述处理可迅速恢复。重症者采取平卧位。如发生呼吸心搏骤停，应立即进行心肺脑复苏。

2. 及时纠正缺氧

氧疗是 CO 中毒最有效的治疗方法。吸入氧气能加速碳氧血红蛋白解离，促使 CO 排出。常用方法如下：

（1）鼻导管或面罩给氧：氧流量 $8 \sim 10L/min$。吸入含 3% ～ 5% 二氧化碳的氧气比吸入纯氧更能有效地刺激呼吸，加速 CO 排出，可改善呼吸性碱中毒。

（2）高压氧舱：对昏迷、有癫痫样发作、血液 CO 浓度＞25% 者，应给予高压氧疗法。在 3 个大气压下吸入纯氧，可在半小时内使绝大部分 CO 排出，恢复 Hb 的正常功能，迅速纠正组织缺氧，降低病死率，同时可使颅内血管收缩而降低颅内压，改善有氧代谢有利于纠正酸中毒，减少并发症。早期治疗有效率达 95%，若中毒＞36 小时，则收效甚微。高压氧治疗的副作用最多见于中耳气压伤。

（3）血浆置换：危重患者，若无高压氧舱，可输新鲜全血或考虑血液净化治疗。

（4）维持呼吸功能：呼吸心跳停止者，应立即行心肺复苏或呼吸机维持呼吸；中枢性呼吸衰竭者，应气管插管或气管切开。

3. 对症处理

昏迷者需保持呼吸道通畅，定期翻身，必要时适当应用抗生素，行气管插管或气管切开，防止褥疮及肺部感染。昏迷长达 10 小时以上、肛温＞39℃，伴频繁抽搐、视网膜有明显水肿者，宜头置冰枕或冰帽，体表用冰袋进行物理降温。一旦降温过程中出现寒战或效果不佳时，可应用亚低温疗法治疗。呼吸障碍者应用呼吸兴奋剂。急性中毒患者从昏迷中苏醒后，应做咽拭子、血、尿培养，如有后发症，给予相应的治疗，严防神经系统和心脏后发症的发生。纠正休克、代谢性酸中毒、水与电解质代谢失衡。早期高压氧疗法，并应用糖皮质激素，以防治迟发性脑病。

（二）护理要点

1. 病情观察

（1）生命体征观察：观察的重点是呼吸和体温，尤其是存在高热和抽搐者更应严密观察，及时处理。

（2）观察瞳孔：瞳孔的大小、意识状态、出入液量、液体滴速等的观察，有助于准确判断病情，防治脑水肿。

2. 氧疗护理

患者脱离现场后，应立即给氧。采用高浓度面罩给氧或鼻导管给氧（流量 8～10L/min）的间断给氧，总的给氧时间一般不应超过 24 小时，以防发生氧中毒和二氧化碳潴留。重症患者及早采用高压氧治疗。

3. 一般护理

（1）重度中毒昏迷并高热和抽搐者应给予以头部降温为主的冬眠疗法。降温和解痉的同时应注意保暖。昏迷患者经抢救苏醒后应绝对卧床休息，注意保持呼吸道通畅，观察 2 周，避免精神刺激。

（2）准确定期记录每日出入量，注意液体的选择与滴速。防治脑水肿、肺水肿及水、电解质紊乱等并发症。

（3）注意观察患者神经系统的表现，如有无急性痴呆性木僵、癫痫、失语、惊厥、肢体瘫痪等。对患者的生活自理能力进行评定，提供必要的支持与护理。

第五节　急性酒精中毒及护理技术

急性酒精中毒俗称醉酒，指饮入过量的酒精或酒精饮料后所引起的中枢神经系统兴奋及随后的抑制状态。严重者可引起呼吸衰竭及循环衰竭。此外，还影响肝内糖的衰竭而导致低血糖，急性酒精中毒是常见病、多发病，在节假日尤其在春节多见，是内科急症之一。此病发病急，变化快，病因一般较明确，诊断不难，故重在治疗。

一、病因和发病机制

日常酒类饮料中，均含有不同分量酒精。一般黄酒为 10%～15%，麦制烧酒、高粱曲酒等含 40%～60%，葡萄酒含 10%～15%，啤酒含 2%～5%，酗酒或饮用过量的酒精即可引起。主要为抑制中枢神经系统，开始作用于大脑，以后渐波及延脑和脊髓，出现运动及神经精神失常，严重者可导致呼吸中枢麻痹。

二、病情评估

（一）病史

重点评估患者饮酒的时间、种类、量、酒的度数以及对酒精的耐受程度。

（二）临床表现

急性乙醇中毒的临床表现大致分为三个不同的时期。

1. 兴奋期

眼部充血，颜面潮红或苍白，眩晕，愉快，言语增多、喜怒无常，有时寂静入睡。

2. 共济失调期

动作笨拙，步态蹒跚，走路不稳，言语含糊不清。

3. 昏睡期

面色苍白或潮红，皮肤湿冷，口唇微紫，心跳增快，呈休克状态，继之瞳孔散大，呼吸缓慢而带有鼾音，呕吐、躁动，严重时大小便失禁、抽搐，严重者可发生呼吸衰竭。

（三）实验室及其他检查

（1）血中酒精浓度升高。

（2）血糖降低。

（3）肝功能异常，转氨酶升高。

（4）血酮体升高，常出现酮尿。

（5）二氧化碳结合力常降低。

（6）心电图检查可见心律失常和心肌损害。

三、急救与护理

（一）急救措施

（1）轻症患者多不需特殊处理，卧床休息，保温，给予浓茶或咖啡，促使其醒酒。

（2）饮酒量过多者，可用普通胃管经鼻孔插入胃内，吸空胃内容物，以 1% 碳酸氢钠溶液或盐水洗胃，洗胃后并由胃管注入适量的浓茶或咖啡。

（3）患者烦躁不安，过度兴奋者，可肌内注射 25～50mg 氯丙嗪或口服水合氯醛。注意勿坠床。呼吸缓慢或表浅时，可予氧气吸入。

（4）严重者可用 1% 碳酸氢钠溶液或温清水洗胃，昏迷者防止返流入气管内，洗胃灌入浓茶或咖啡。

（5）可静脉补液，并给予 50% 葡萄糖 80mL 加胰岛素 16U 静注，或肌注维生素 B_1、

维生素 B_6 及烟酸各 100mg，每日 2 次。

（6）昏迷者给予吸氧。给中枢神经兴奋剂，如哌甲酯 20mg 静注。安钠咖 0.5g 肌内注射，呼吸抑制者给呼吸兴奋剂如尼可刹米、洛贝林等。

（7）脑水肿者可给予 20% 甘露醇或 10% 甘油注射液静注。

（8）避免应用吗啡、苯巴比妥类对呼吸有抑制作用的药物。血压降低呈休克状态者，应予抗休克治疗。给抗生素预防继发感染，严重中毒者可用血液透析。

（二）护理要点

1. 一般护理

（1）轻者无需特殊治疗，卧床休息，注意保暖，兴奋者可肌内注射安定 10mg。

（2）较重昏睡者，可用温水或 20% 碳酸氢钠溶液洗胃，但注意勿使胃内容物反流入气管，因呕吐物的吸入是造成酒精中毒死亡的原因之一，故应将患者头放低左侧卧位。

（3）氧气吸入，以含 5% 的二氧化碳的混合氧为好。如为纯氧，以间歇吸入为佳。

（4）重症患者注意纠正水、电解质及酸碱失衡，并严格记录出入量。做好口腔护理，防止吸入性肺炎。

2. 病情观察与护理

（1）患者昏睡时，应密切观察患者的脉搏、血压、呼吸，尤其是患有心、肺、肝、肾、慢性疾病者，更应提高警惕。如有异常发现，及时采取措施。

（2）急性酒精中毒患者还要注意保护气道，防止呕吐物吸入气道，呕吐物的吸入是造成酒精中毒死亡的原因之一，故应将患者头放低左侧卧位。

（3）如果患者出现抽搐、躁动不安的情况，可用安定来控制，但应在准备好复苏设备的情况下进行。

四、健康教育

开展反对酗酒的宣传教育，告知患者及家属酒精及其代谢产物能直接损害肝细胞，经常饮酒过量会导致酒精性肝硬化。此外，酒后驾车易引发交通事故，危及自身及他人的生命。

第九章 意外伤害及护理技术分析

第一节 中暑及护理技术

中暑是指在高温环境下或烈日暴晒等引起体温调节功能紊乱所致体热平衡失调、水电解质代谢紊乱或脑细胞受损而致的一组急性临床综合征。临床上分为先兆中暑、轻度中暑和重度中暑，重度中暑可分为热射病、热衰竭和热痉挛。

一、病因与发病机制

正常人的体温是通过下丘脑体温调节中枢，使产热和散热处于动态平衡。当环境温度、湿度增高，空气不流畅，导致散热障碍，热量在体内聚集而致中暑。

（一）病因

中暑的发病原因可概括为引起机体产热增加、热适应能力下降和散热不足的因素。

1. 机体产热增加

高温或高湿、烈日或通风不良环境中长时间从事繁重体力劳动或体育运动，以及发热、甲状腺功能亢进症等代谢增强。

2. 机体热适应能力差

高血压、冠心病、肺源性心脏病、糖尿病、神经系统疾病等慢性疾病，肥胖、营养不良、年老体弱、孕产妇、过度疲劳、缺少体育锻炼、睡眠不足、饮酒、饥饿等，以及突然进入热区旅游或工作，恒温下生活及作业的人群突然进入高温环境。

3. 机体散热障碍

湿度较大、过度肥胖、穿紧身或透气不良衣裤，先天性汗腺缺乏症、硬皮症、痱子、大面积皮肤烧伤后瘢痕形成，服用抗胆碱能药、抗组胺药、抗抑郁药、β肾上腺素能受

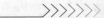

体阻滞剂、利尿剂、吩噻嗪类等药物，以及脱水、休克、心力衰竭等循环功能不全等患者。

（二）发病机制

当外界环境温度增高时，机体大量出汗，引起失水、失盐。若机体以失盐为主或单纯补水，导致血钠降低，易发生热痉挛；大量液体丧失导致失水、血液浓缩、血容量不足，若同时发生血管舒缩功能障碍，则易发生外周循环衰竭；当外界环境温度增高，机体散热绝对或相对不足，汗腺疲劳，引起体温调节中枢功能障碍，致体温急剧增高，产生严重的生理和生化异常而发生热射病。

二、护理评估与病情判断

（一）护理评估

1. 健康史

重点询问有无引起患者机体产热增加、散热减少或热适应不良的原因，如在高温环境工作时间过长、未及时补充水分等病因。

2. 身体状况

（1）先兆中暑：高温环境下，出现头痛、头晕、口渴、多汗、四肢无力发酸、注意力不集中、动作不协调等症状。体温正常或略有升高。如及时转移到阴凉通风处，补充水和盐分，短时间内即可恢复。

（2）轻症中暑：体温往往在 38℃ 以上。除头晕、口渴外往往有面色潮红、大量出汗、皮肤灼热等表现，或出现四肢湿冷、面色苍白、血压下降、脉搏增快等表现。如及时处理，往往可于数小时内恢复。

（3）重度中暑：除具有轻度中暑症状外，伴有高热、痉挛、晕厥和昏迷。重度中暑可分为以下类型：

1）热痉挛多见于健康青壮年，是热射病的早期表现。主要表现有严重的肌痉挛伴有收缩痛，故称热痉挛。肌痉挛以四肢及腹部等肌肉为多见，呈对称性，时发时愈，轻者不影响工作，重者疼痛剧烈，体温多正常。其原因可能是高温大量流汗导致严重体钠缺失和过度通气。

2）热衰竭最常见，多见于老年人、儿童和慢性疾病患者，在热应激情况时机体对热环境不适应，引起脱水、电解质紊乱、外周血管扩张，周围循环容量不足而发生虚脱。可有明显脱水征，如心动过速、低血压、直立性晕厥。体温可轻度升高，无明显中枢神经系统损害表现。

3）热射病又称中暑高热，是一种致命性急症，以高热、无汗和意识障碍"三联症"为典型表现。体温可高达 41℃ 以上，查体有皮肤干热、谵妄、昏迷、抽搐、呼吸急促、心动过速、瞳孔缩小、脑膜刺激征等表现，严重者出现休克、心力衰竭、脑水肿、肺水肿、ARDS、急性肾功能衰竭、急性重型肝炎、DIC、MOF。日射病属热射病的特殊类型，因头部直接受太阳辐射，患者初感头痛、头晕、眼花、耳鸣、恶心，继而头痛剧烈、呕吐、淡忘、昏迷，头部温度常较体温高。

3. 辅助检查

缺乏特异性，根据病情程度不同，严重者白细胞总数增加，中性粒细胞增高，血小板减少。尿常规异常，肝功能异常，心肌酶学异常，电解质紊乱，酸碱失衡，心电图异常。

（二）病情判断

根据健康史和身体状况判断患者是否发生中暑以及严重程度，重度中暑患者要与脑血管意外、细菌性与病毒性脑炎和脑膜炎、甲状腺危象、中毒性痢疾等鉴别。

三、护理诊断／问题

（1）体温过高，与长时间处于高温状态、体温调节中枢功能障碍有关。
（2）活动无耐力，与疲乏和虚弱有关。
（3）潜在并发症：惊厥与高热有关。
（4）有皮肤受损的危险与意识不清、烦躁有关。

四、救治与护理

（一）救治原则

早发现、早救治、早报告，尽快使患者脱离高温环境，及时迅速降温，补充水分，保护重要脏器功能，中暑的急救处理，流程图见图9-1。

（二）护理措施

1. 现场救护

（1）改变环境：立即撤离高温环境，在阴凉通风处或20～25℃房间内，解开或脱去外衣，患者取平卧位安静休息。

（2）降温：轻症患者可反复用冷水擦拭全身，直至体温低于38℃；体温持续在38.5℃以上者可口服水杨酸类解热药物。

（3）补充水分和电解质：口服凉盐水及其他清凉饮料，有循环衰竭者由静脉补给生理盐水并加葡萄糖液或氯化钾液。

一般先兆中暑和轻度中暑的患者经现场救护后均可恢复正常，但对疑为重度中暑者，应立即转送医院救治。

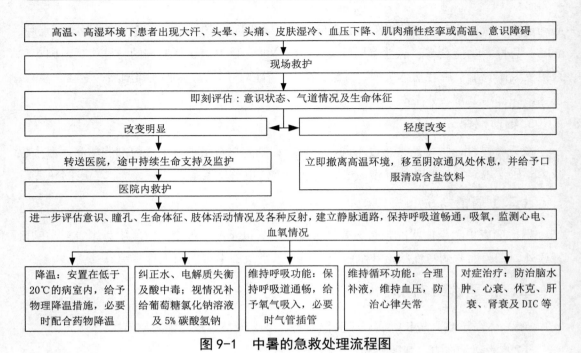

图 9-1　中暑的急救处理流程图

2. 院内救护

（1）降温护理：迅速降温是抢救重度中暑的关键，降温速度与预后密切相关，通常应在 1 小时内使直肠温度降至 37.8 ～ 38.9℃。降温的方法多样，包括物理降温和药物降温。①及时将患者搬入室温 < 20℃的空调间内或在室内放置冰块、井水等。冰水敷擦时应注意冰袋放置位置准确，及时更换，尽量避免同一部位长时间直接接触，以防冻伤。②可静脉滴注葡萄糖盐水，也可用冰盐水 200mL 胃或直肠灌洗，或用低温透析液（10℃）行血液透析。③应用氯丙嗪静脉滴注 1 ～ 2 小时，同时严密监测血压，一般在 2 ～ 3 小时内降温。如滴完后仍然未有体温下降趋势，可用等剂量重复一次。静脉滴注纳洛酮，0.5 ～ 1 小时重复应用一次，有明显降温、促醒、升压等效果。

（2）一般护理：①保持呼吸道通畅：休克患者采取平卧位，头偏向一侧，可防止舌后坠阻塞气道，及时清除鼻咽部分泌物，吸氧，必要时应用机械通气。②口腔护理：清洁口腔，以防感染与溃疡。③皮肤护理：高热大汗者应及时更换衣裤及被褥，注意皮肤清洁卫生，定时翻身，防止压疮发生。④饮食护理：以清淡为宜，给细软、易消化、高热量、高维生素、高蛋白、低脂肪饮食。鼓励患者多饮水、多吃新鲜水果和蔬菜。

（3）对症护理：①维持水、电解质平衡，纠正酸中毒。低血压时应首先及时输液补足血容量，必要时应用升压药，如多巴胺。②保持呼吸道通畅。③及时发现和治疗重要脏器，如肾功能不全、肝功能不全和心功能不全。④预防上消化道出血。⑤适当应用抗生素预防感染等。⑥惊厥患者防止坠床和碰伤。为防止舌咬伤，床边应备开口器与舌钳。

（4）用药护理：观察药物不良反应，氯丙嗪有抑制体温调节中枢，扩张外周血管，松弛肌肉及减低代谢等作用，低血压患者禁用，要密切观察注意体温、血压、心率的变化。

（5）心理护理：安慰患者，减轻患者的恐惧、焦虑心理，积极配合治疗护理工作。

第二节　淹溺及护理技术

淹溺又称为溺水，是指一种淹没或沉浸在液体介质中导致呼吸损害的过程。受害者因无法呼吸空气，致使机体缺氧和二氧化碳潴留，甚至因窒息导致死亡。淹溺是引起儿童和青少年意外死亡的主要原因。常常分为湿性淹溺（液体吸入肺）和干性淹溺（喉痉挛或无或极少液体吸入肺）。

一、病因、病理与发病机制

（一）病因

多见于儿童、青少年及老年人，常见的原因有不会游泳又意外落水、潜水意外、投水自杀；在游泳过程中，时间过长力气耗尽或受冷水刺激发生肢体抽搐或肢体被植物缠绕等，或游泳过程中疾病急性发作；在浅水区跳水，头撞硬物，发生颅脑损伤而溺水。

（二）病理

发生淹溺的介质以海水和淡水最常见，根据淹溺的水质分为淡水或海水淹溺。

（1）淡水淹溺是指江、河、湖、泊的淡水，属于低渗性液体。机体吸入大量淡水后，低渗性液体迅速进入血液循环，致血液稀释及溶血，血容量剧增可引起肺水肿、脑水肿和心衰。

（2）海水淹溺时，因海水含 3.5% 氯化钠及大量钙盐和镁盐，高渗性海水使大量液体从血管腔渗出到肺泡，产生严重低血容量及血液浓缩，血钠、氯化物和镁浓度增加，患者发生急性肺水肿、心力衰竭。

海水淹溺与淡水淹溺的病理改变特点比较，如表 9-1 所示。

表 9-1　海水淹溺与淡水淹溺的病理改变特点比较

	海水淹溺	淡水淹溺
血容量	减少	增加
血液性状	血液浓缩	血液稀释
红细胞损害	很少	大量
血浆电解质变化	高血钠、高血钙、高血镁	低钠、低氯、低蛋白血症，高钾血症
心室颤动	极少发生	常见
主要致死原因	急性肺水肿和脑水肿、心力衰竭	急性肺水肿和脑水肿、心力衰竭、室颤

（三）发病机制

由于各种原因淹没于水中，因惊慌、恐惧或骤然寒冷等强烈刺激，人本能地出现反射性屏气和挣扎，避免水进入呼吸道。但因缺氧不能继续屏气，水随着吸气而大量进入呼吸道和肺泡，影响气体交换，导致严重缺氧、二氧化碳潴留及代谢性酸中毒。同时水大量进入血液循环中可引起血浆渗透压改变、电解质紊乱和组织损伤，若急救不及时，可造成呼吸和心搏骤停而死亡。如不慎跌入粪坑、污水池和化学物贮槽时，还可引起皮肤和黏膜损伤以及全身中毒。

干性淹溺是指人入水后，因惊慌、恐惧、骤然寒冷等强烈刺激，引起喉头痉挛导致窒息，呼吸道和肺泡很少或无水吸入，约占淹溺者的10%。湿性淹溺是指人淹没于水中，由于缺氧不能坚持屏气而被迫深呼吸，使大量水进入呼吸道和肺泡，堵塞呼吸道和肺泡发生窒息，心脏因缺氧而发生心搏骤停，约占淹溺者的90%。

二、护理评估与病情判断

（一）护理评估

1. 健康史

重点询问淹溺发生的时间、地点、水源性质以及现场救护情况。

2. 身体状况

缺氧是淹溺最重要的表现，其严重程度与溺水持续时间的长短、吸入水量的多少、吸入水的性质及器官损害范围有关，可演变成低氧血症、急性肾功能衰竭、弥漫性血管内凝血和多器官功能衰竭。如淹溺在粪坑、化学池和污水池等，除淹溺窒息外，还有相应皮肤、黏膜损伤和化学物引起的中毒作用。

患者被救出水后往往已处于昏迷状态，皮肤黏膜苍白和发绀、四肢厥冷、呼吸和心跳微弱或停止，口、鼻充满泡沫或污泥、杂草，腹部常隆起伴胃扩张。复苏过程中可出现各种心律失常，甚至心室颤动，并伴有心力衰竭和肺水肿，可有不同程度的精神症状。24～48小时后出现脑水肿、急性呼吸窘迫综合征、溶血性贫血、急性肾衰竭或DIC的各种临床表现，合并肺部感染较为常见。淹溺者约有15%死于继发的并发症，故应特别警惕迟发性肺水肿的发生。

3. 辅助检查

（1）尿常规：淡水淹溺尿中游离血红蛋白阳性。

（2）电解质：淡水淹溺出现低钠、低氧血症，溶血时可发生高钾血症。海水淹溺出现血钠、血氯轻度增高，并可伴血钙、血镁增高。

（3）动脉血气分析：显示低氧血症和酸中毒。

（4）心电图：常见表现有窦性心动过速、非特异性ST段和T波改变，通常数小时内恢复正常。出现室性心律失常、完全性心脏传导阻滞提示病情严重。

（5）肺部 X 线：有肺门阴影扩大和加深，肺间质纹理增深，肺野中有大小不等的絮状渗出或炎性改变，或有两肺弥漫性肺水肿的表现。

（二）病情判断

有确切的淹溺史，伴有下列症状，如面部肿胀、青紫、四肢厥冷、呼吸和心跳微弱或停止，口、鼻充满泡沫或污泥，腹部膨胀，胃内充满水而呈胃扩张，即可诊断为淹溺。

三、护理诊断 / 问题

（1）清理呼吸道：无效与大量液体进入呼吸道及呼吸道痉挛有关。

（2）体液过多，与大量液体进入血循环有关。

（3）潜在并发症：心跳、呼吸骤停。

（4）恐惧，通常与回忆溺水经历有关。

四、救治与护理

（一）救治原则

迅速将患者安全救离出水，立即恢复有效通气，施行心肺脑复苏，特别是呼吸支持，根据病情及时对症处理。淹溺的急救处理流程，如图 9-2 所示。

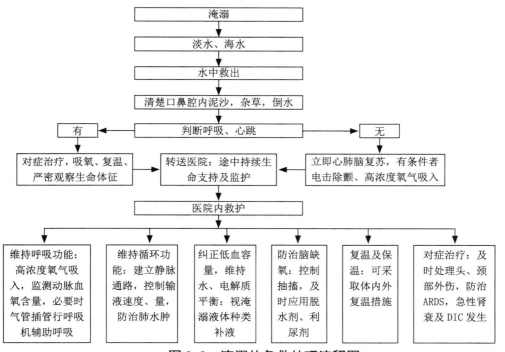

图 9-2 淹溺的急救处理流程图

（二）护理措施

1. 现场救护

（1）淹溺复苏：缺氧时间的长短和程度是决定淹溺预后的最重要因素，尽快对淹溺者进行通气和供氧是最紧急的治疗。由于淹溺患者的核心病理是缺氧，尽早开放气道和人工呼吸优先于胸外按压。因此首要措施是保持呼吸道畅通，立即清除淹溺者口、鼻中的杂草、污泥，有义齿者取出义齿并将舌拉出，对牙关紧密者，可先捏住房两侧颊肌然后再用力将口启开，松解领口和紧裹的内衣、胸罩和腰带。溺水是窒息缺氧性心搏骤停，供氧是首要目标。

（2）注意保暖：患者心跳呼吸恢复后，应脱去湿冷的衣物，以干爽的毛毯包裹全身予以复温。迅速转送医院，转运过程中严密观察病情变化。

2. 院内救治

（1）维持呼吸和循环功能：保持呼吸道通畅，取平卧位，头偏向一侧以利口腔分泌物流出，给予高流量吸氧，对人工呼吸无效者，应行气管内插管给予正压给氧，必要时给予气管切开，机械辅助呼吸，遵医嘱静脉注射呼吸兴奋剂，如洛贝林、尼可刹米等。患者心跳恢复后，常有血压不稳定或低血压状态，应注意监测有无低血容量，掌握输液的量和速度，有条件者行 CVP 监测。

（2）复温护理：低温是淹溺者死亡的常见原因，故及时复温对预后非常重要。迅速将患者安置于抢救室内，换下湿衣裤，注意保暖。对于淹溺者水温越低，机体的代谢需要越小，存活机会越大。某些淹溺者在冷水中心脏停搏 30 分钟后仍可复苏，但超过 1 小时者复苏很难成功，特别是海水淹溺者。其他复温方法尚有热水浴法、温热林格液灌肠法等。注意复温时速度不能过快，使患者机体温恢复到 30～32℃。

（3）输液护理：对淡水淹溺者应严格控制输液速度，从小剂量、低速度开始，避免短时间内大量液体输入，加重血液稀释程度；对海水淹溺者，应及时输入 5% 葡萄糖或血浆等液体，切忌输入生理盐水。

（4）一般护理：心衰患者取半卧位，血压过低取平卧位。昏迷患者及时清除口鼻内泥沙、杂草和呕吐物，保持呼吸道通畅，必要时行气管插管或气管切开。做好口腔护理、皮肤护理。低温淹溺的患者注意复温，室温调到 22～25℃，使体温在短时间内升至正常。对自杀淹溺者加强看护，防再次自杀及出走。

（5）对症护理：①惊厥患者护理：防止坠床、碰伤和防止舌咬伤，床边应备开口器与舌钳。②防治脑水肿：使用大剂量肾上腺皮质激素和脱水剂防治脑水肿。③纠正低血容量：淡水淹溺而血液稀释者，静脉滴注 3% 氯化钠溶液 500mL，必要时可重复一次。对海水淹溺者，可予 5% 葡萄糖溶液或低分子右旋糖酐。④防治急性肾功能衰竭，纠正水、电解质和酸碱失衡。⑤防治肺部感染：由于淹溺时常有异物吸入气管，易发生肺部感染，应予抗生素预防或治疗。⑥处理骨折和其他外伤。

第三节 电击伤及护理技术

电击伤也称触电，是指一定强度的电流通过人体引起局限性和（或）全身性损伤和功能障碍，严重者可致呼吸和心跳停止。电击伤的方式分为三种类型，即超高压电击或雷击、高压电伤和低压电伤。

一、病因与发病机制

（一）病因

主要由缺乏安全用电知识引起，常见于电器、电线两大类原因，如生活中接触异常电源、违反用电和电器操作规程、电器设备损坏、线路架设违规、电线折断漏电等原因。其中最常见的原因是机体直接接触电源。

（二）发病机制

电击伤对机体损伤包括电流本身以及电流转换为电能后的热和光效应。影响触电损伤严重程度的因素有电流类型、电流强度、电压高低、电阻大小、电流通过途径、接触时间。其中交流电比直流电杀伤力大。低电压和高电压可引起器官的生物电节律改变，电压愈高，损伤愈重。雷电的电压高达几千万伏特，故危害极大。电击伤引起的病理改变极为复杂，但主要发病机制是组织缺氧。

1.电流本身损伤机体的效应

当电流扰乱了机体正常的电生理活动，电流接触时间越长，损伤越严重。高压电伤引起呼吸停止，其机制为高压电导致延髓呼吸中枢的肌细胞膜内外离子平衡失调，引起中枢神经系统神经传导阻断，导致呼吸中枢抑制、麻痹，呼吸肌强直性收缩。低压电伤导致心室颤动或心脏停搏，其发病机制为交流电易落在心脏应激期，引起心律失常。

2.电流转化为电能后的热和光效应

当电流通过有一定阻抗的机体组织时可产生热能，引起对组织的烧伤。烧伤程度与电流强度、电压高低、接触时间成正比，与触电部位的电阻成反比。轻者仅烧伤局部皮肤和浅层肌肉，重者可达深层肌肉，甚至骨髓。

二、护理评估与病情判断

（一）护理评估

1. 健康史

询问电击伤病史，包括时间、原因、方式、位置、电压等情况，以利急救。

2. 身体状况

轻者仅感瞬间异常，重者可致死亡。

（1）全身表现：分为轻型与重型，轻型一般由短时间触及低电压或弱电流引起，常表现为面色苍白、表情呆滞、精神紧张、头晕、心悸、呼吸加快、口唇发绀、四肢无力、烧灼处皮肤疼痛、肌肉抽搐等，可引起晕厥或短暂的意识丧失。一般无阳性体征。重型是接触电源时间较长或接触高电压、强电流而引起。常发生昏迷、抽搐、心律失常、休克、呼吸不规则等，甚至导致心跳及呼吸骤停。检查既无心搏也无呼吸，患者进入"假死"状态。一般经积极治疗可恢复，复苏不及时易死亡。

（2）局部症状：主要是电流通过皮肤的电烧伤。

1）低电压引起的电烧伤特点：常见于电流进入点与流出点。烧伤面积小，呈椭圆形或圆形，焦黄或灰白色，干燥，边缘整齐，与健康皮肤分界清楚；一般不损伤内脏，致残率低。2）高电压引起的电烧伤特点：常有一处进口和多处出口。烧伤面积不大，但可深达肌肉、神经、血管，甚至骨骼，有"口小底大，外浅内深"的特征。随着病情发展，继发引起组织坏死、出血，后果严重，致残率很高。

（3）并发症：可有短期精神异常、心律失常、局部组织坏死继发感染、继发性出血或血供障碍、内脏破裂或穿孔、急性肾衰竭、脊椎压缩性骨折或肩关节脱位、周围神经病、肢体瘫痪、永久性失明或耳聋等。

3. 辅助检查

（1）尿常规：可见血红蛋白尿或隐血。

（2）心肌酶谱：早期可出现乳酸脱氢酶（LDH）、谷草转氨酶（AST）、肌酸磷酸激酶（CPK）及其同工酶（CK-MB）的活性增高。

（3）电解质：可有高血钾。

（4）肾功能检查：可有肾功能改变。

（5）心电图及动态心电图检查：心室颤动、传导阻滞或房性、室性期前收缩。

（二）病情判断

根据有明确的触电或被雷击史，结合局部体征特点、全身情况及电击伤后并发症的临床表现和辅助检查结果一般可明确诊断及损伤程度。电接触点位于左臂时应注意心肌的损伤，位于颈部则应注意脑、脊髓及眼晶状体的损伤，特别注意要排除假死。

三、护理诊断／问题

（1）皮肤完整性受损，与电流烧伤局部坏死有关。

（2）潜在并发症：休克、感染、心脏停搏。

（3）焦虑、恐惧，与担心残废或生命受到威胁有关。

（4）知识缺乏，与用电安全知识缺乏有关。

四、救治与护理

（一）救治原则

迅速安全地脱离电源，有效地实施心肺复苏，妥善处理烧伤创面，积极处理各种并发症。电击伤的急救处理流程如图 9-3 所示。

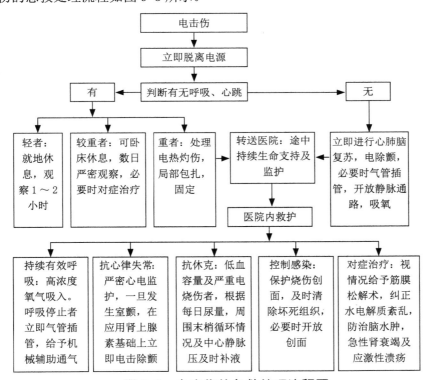

图 9-3　电击伤的急救处理流程图

（二）护理措施

1. 现场救护

（1）迅速脱离电源：根据触电现场的情况，采取最安全、最迅速的办法，使触电者脱离电源。①关闭电闸：应立即关闭电闸，同时派人守护总电闸，防止重新合上电闸造成进一步伤害。②挑开电线：不能关闭电闸时，可用干燥竹竿或木棒等绝缘物，将雷电的电线挑开，并妥善处理挑开的电线，以免再触及他人。③切断电线：如在野外或远离电闸，不方便挑开漏电的电线，可用绝缘钳子斩断电线，并妥善处理电线断端。④拉开触电者：如触电者俯卧在电线或漏电的电器上，上述方法不能采用时，可用干木棒将触电者剥离触电处。或用干燥绝缘的绳索套在触电者身上，将其拉离电源。

注意事项：①触电者在高处触电时，应采取适当的安全措施，防止脱离电源后，从高处坠下骨折或死亡。②施救者应保持与触电者的绝缘，可在脚下垫放干木块等绝缘物品，使自己与大地绝缘。施救者在未断离电源之前千万不能用手牵拉触电者。

（2）就地抢救：轻者神志清楚，仅感心慌、乏力、四肢发麻，应就地观察1～2小时。重者在脱离电源后应保持呼吸道通畅，尽早行气管插管和人工呼吸机给氧，及时清除气道内分泌物。处理其他伤情，如大出血、骨折、气胸等的救治。

2. 院内救治

（1）心肺脑复苏：对呼吸心跳未恢复者，持续进行心肺脑复苏。尽早给予气管插管，呼吸机正压给氧，以保持呼吸道通畅，维持有效呼吸。给予心电监护，及时发现心律失常，如有室颤立即进行除颤和胸外心脏按压。注意脑复苏及复苏后监护。

（2）一般护理：保持呼吸道通畅，遵医嘱给予高浓度氧气吸入。建立静脉通道并保持通畅，遵医嘱补足液体，并加强营养，提高机体抵抗力。保持局部伤口敷料的清洁、干燥，防止脱落。注意做好口腔护理、皮肤护理，预防压疮的发生。对放置冰袋的患者做好皮肤护理，防止冻伤。

（3）对症护理：①创面处理：注意保护创面，彻底清除坏死组织，用消毒无菌液冲洗后无菌敷料包扎，防止污染和进一步损伤。如局部坏死组织与周围健康组织分界清楚，应在伤后3～6天及时切除焦痂。皮损较大者，则需植皮治疗，必要时行截肢术。使用抗生素预防和控制电击伤损伤深部组织后所造成的厌氧菌感染，必要时注射破伤风抗毒素。局部电烧伤的处理与烧伤处理相同。②加强呼吸道管理：注意气道湿化和吸痰。对于使用呼吸机的患者根据需要随时调整呼吸机的各项参数。③其他：预防感染，纠正水和电解质紊乱，防止肺水肿和急性肾衰竭。

（4）心理护理：患者清醒后，精神可能受到极大刺激和创伤，甚至留下遗忘、惊恐等精神症状，应给予心理安慰和疏导，消除其恐惧心理；同时注意患者出现电击后的兴奋症状，应说服其休息，防止发生意外。

（5）健康宣教：大力宣传安全用电和触电急救的知识，规范安装、使用电器并经常检修。雷雨时关闭随身的电子设备，不可在大树下躲雨或使用金属柄伞在旷野中行走，不要靠近高压线和避雷器。

第四节　气管异物及护理技术

气管异物通常是指气管或支气管内进入外来物，常发生于儿童和有吞咽困难的老年人。由于气管异物可以导致患儿窒息，因此它是器官进入异物中最危险的一种，也是耳鼻咽喉科常见的急症之一。气管异物停留越久危害越大，因此，气管异物一般均应尽早取出，以避免或减少发生窒息和其他并发症的机会。

一、护理评估

（一）健康史

简单询问病史，初步确定异物的种类、大小以及发生呼吸道阻塞的时间等。

（二）身体状况

1. 异物进入气管和支气管

即发生剧烈呛咳、喘憋、面色青紫和不同程度的呼吸困难，片刻后缓解或加重。

2. 阵发性、痉挛性咳嗽

阵发性、痉挛性咳嗽是气管、支气管异物的一个典型特征。大部分患儿可照常玩耍，在活动、睡眠时翻身及安静时均可有阵发性、痉挛性咳嗽，有时呈"空空"音，但发音正常，偶有咳嗽时咳出异物而症状缓解或消失者，也可因咳至声门或声门下嵌顿停留，症状突然加重。

3. 气管异物

患儿多有不同程度的呼吸困难，重者可出现"三凹征"，面色发绀等，呼吸时胸廓运动可不对称。气管内异物因上下活动，听诊可闻及异物"拍击音"，似金属音。支气管异物主要症状是阵发性咳嗽伴喘息，部分患儿由于病史时间长，可有肺部感染体征及血常规改变。

4. 常见并发症

肺不张、肺气肿、支气管肺炎。

（三）辅助检查

常用检查为胸部 X 线片。但除金属异物外，多数异物不能在胸片中显示异物位置。如不能确诊，应行支气管镜检查，多能直接发现管腔内异物，同时能在镜下直接夹出异物。伴有肺部感染者可出现血常规异常，如白细胞及中性粒细胞升高。

二、常见护理诊断 / 问题

（1）有窒息的危险：与气管、支气管内异物有关。

（2）气体交换受损：与异物阻塞气管、支气管有关。

（3）有感染的危险：与异物刺激气管、支气管黏膜，影响分泌物排出有关。

（4）知识缺乏：缺乏气管、支气管异物的预防知识，对其危害性认识不足。

三、护理措施

救治原则是及时取出异物、控制感染、保持呼吸道通畅。

（一）紧急救护

1. 站位冲击法

又称海姆立克（Heimlich）手法，1974 年，由美国外科医生哈姆立克发明的。是一种利用肺部残留气体形成气流冲出异物的急救方法，即患者神志尚清醒能站立，救护人从背后抱住其腹部，一手握拳，将拇指一侧放在患者腹部（肚脐稍上）；另一手握住握拳之手，急速冲击性地、向内上方压迫其腹部，反复有节奏、有力地进行，以形成的气流把异物冲出。患者应配合，头部略低，嘴要张开，以便异物吐出。对于妊娠后期或明显肥胖者，不可挤压腹部，而是挤压胸部。

如果在紧急情况下，患者周围无他人在场，则可采用自救法，患者可用自己的手或椅背、桌边顶住在上腹部，快速而猛烈地挤压，压后随即放松，也能达到同样效果。

2. 平卧冲击法

手掌根顶住腹部（肚脐稍上），进行冲击性地、快速地、向前上方压迫，然后打开下颌，如异物已被冲出，迅速掏出清理。

3. 胸部手指冲击法

此法特别适用于幼儿，救护人取坐位，让患儿背靠坐在救护人的腿上，然后，救护人用双手食指和中指用力，向后上方挤压患儿的上腹部，压后随即放松。也可将小儿平放仰卧，救护人用上法挤压。

上述方法不能排除异物时可到医院行支气管镜取出异物，仍无法取出者可考虑行气管切开术取出异物。

（二）护理措施

（1）减少患儿哭闹：以免因异物移位，出现急性喉梗阻，出现窒息危及生命。

（2）做好手术宣教：使家长了解气管异物的治疗方法，减轻家长焦虑的情绪。

（3）术前护理：①准备氧气、气管切开包、负压吸引器、急救药品等。②密切观察患儿病情，如有烦躁不安，呼吸困难加重，三凹征明显，口唇发绀，出大汗情况应及时通知医生。③内镜下取出异物是有效的治疗方法。支气管镜检查术采用全麻，应告知患儿和家长注意事项及要求，检查前需进食6～8小时，吃奶的婴儿为4小时。

（4）术后护理：了解手术经过，包括时间、异物取出情况等；观察有无喉头水肿、纵隔气肿、皮下气肿引起的呼吸困难。内镜检查取出异物后，患儿须在4小时后方可进食。

（5）气管切开术后：患儿按气管切开术后常规护理。

参考文献

[1] 李和军. 急诊护理实用手册 [M]. 哈尔滨：黑龙江科学技术出版社，2020.

[2] 岳凤玲. 临床急诊护理新进展 [M]. 汕头：汕头大学出版社，2018.

[3] 沙丽，普春丽，孟月仙. 实用急诊护理管理与临床实践 [M]. 昆明：云南科技出版社，2018.

[4] 张伟，袁震飞. 急诊患者安全管理及案例分析 [M]. 成都：四川科学技术出版社，2021.

[5] 李宏力，张娣. 急救护理 [M]. 成都：四川大学出版社，2018.

[6] 易敏，王映华，陈湘岳. 急救护理技术 [M]. 上海：同济大学出版社，2019.

[7] 李红霞，石多莲. 急诊急救护理 [M]. 北京：中国医药科技出版社，2019.

[8] 黄湄景，黄正美. 急救护理实训指导 [M]. 西安：西安交通大学出版社，2018.

[9] 曾谷清，廖力. 实用急诊急救护理技术 [M]. 北京：科学技术文献出版社，2018.

[10] 王晓燕. 实用临床急救护理 [M]. 武汉：湖北科学技术出版社，2017.

[11] 杜成芬，肖敏. 院前急救护理 [M]. 武汉：华中科技大学出版社，2016.

[12] 芦良花，张红梅，臧舒婷. 实用急诊急救护理手册 [M]. 郑州：河南科学技术出版社，2017.

[13] 易敏，谭进. 急救护理技术 [M]. 上海：上海第二军医大学出版社，2016.

[14] 曲振瑞，李蓓蓓. 急救护理 [M]. 西安：西安交通大学出版社，2014.

[15] 董红艳，赵小义，邓荆云. 急救护理 [M]. 武汉：华中科技大学出版社，2011.

[16] 曹相原. 重症医学教程 [M]. 北京：人民卫生出版社，2014.

[17] 陈瀚珠，林果为，王吉耀. 实用内科学版 [M]. 北京：人民卫生出版社，2013.

[18] 陈小杭，张悦怡. 急救护理学 [M]. 北京：北京大学医学出版社，2009.

[19] 都鹏飞，杨明功，龚维龙. 中毒急救手册 [M]. 上海：上海科学技术出版社，2016.

[20] 付平. 连续性肾脏替代治疗 [M]. 北京：人民卫生出版社，2016.

[21] 葛均波，徐永健. 内科学 [M]. 北京：人民卫生出版社，2013.

[22] 郭旭先，周历，仇春梅. 门诊急症处理流程与实用技能 [M]. 北京：人民军医出

版社，2013.

[23] 黄人健，李秀华．外科护理学高级教程 [M].北京：人民军医出版社，2015.

[24] 贾建平，陈生弟．神经病学 [M].北京：人民卫生出版社，2013.

[25] 江观玉，夏秋欣．急诊护理学 [M].北京：人民卫生出版社，2004.

[26] 康焰．临床重症医学教程 [M] 北京：人民卫生出版社，2015.

[27] 李乐之，路潜．外科护理学 [M].北京：人民卫生出版社，2017.

[28] 梁桂仙，宫叶琴．外科护理学 [M].北京：中国医药科技出版社，2016.

[29] 罗永艾．实用呼吸急诊手册 [M].重庆：重庆出版社，2010.

[30] 马四清，吴天一，张雪峰．急性重症高原病与多器官功能障碍综合征 [M].北京：人民卫生出版社，2014.

[31] 邱海波，管向东．重症医学高级教程 [M].北京：人民军医出版社，2014.

[32] 沈洪，刘中民．急诊与灾难医学 [M].北京：人民卫生出版社，2015.

[33] 施琪嘉．创伤心理学 [M].北京：人民卫生出版社，2013.

[34] 王辰，席修明．危重症医学 [M].北京：人民卫生出版社，2012.

[35] 吴欣娟，史冬雷．北京协和医院急诊科护理指南 [M].北京：人民卫生出版社，2016.

[36] 熊永芳．围产期母婴护理临床实践指南 [M].武汉：湖北人民出版社，2015.

[37] 姚景鹏，李湘萍，陆悦．内科护理学 [M].北京：北京大学医学出版社，2009.

[38] 尤黎明，吴瑛．内科护理学 [M].北京：人民卫生出版社，2012.

[39] 于学忠，黄子通．急诊医学 [M].北京：人民卫生出版社，2015.

[40] 张波，桂莉．急危重症护理学 [M].北京：人民卫生出版社，2012.

[41] 韦浪，陆祖皮，蒙雅雯．急诊心梗护理中优化急诊护理流程的应用研究 [J].实用医学研究，2020，2（1）：57-58.

[42] 周丽丽．急诊科护理质量管理与持续改进的实践 [J].养生保健指南，2019，000（031）：210.

[43] 李惠萍．整体护理在急诊急救护理工作中的应用效果观察 [J].饮食保健，2019，006（035）：154-155.

[44] 徐立东，史洁琼．重度有机磷农药中毒患者急诊急救护理措施探讨 [J].现代消化及介入诊疗，2019（A02）：1.

[45] 苏洁，许美艳．急诊护理干预对心肺复苏后患者康复效果的影响 [J].临床医药文献电子杂志，2020，7（11）：2.

[46] 郭瑞，张苗，闫亚慧，等．整体性急诊急救护理提升急诊危重症患者救治效果的价值 [J].临床医学研究与实践，2022（024）：007.

[47] 张慧，王乐增．急诊护理对心肺复苏后患者康复的效果 [J].中国城乡企业卫生，

2022（001）：037.

[48] 龙园. 优化急诊护理流程对急性胸痛患者抢救效果的影响分析 [J]. 中外医疗，2022（001）：041.

[49] 龚群道. 急性酒精中毒的抢救及护理 [J]. 医药界，2019（17）：1.

[50] 黄健兰，梁成富，龙世霞. 集束化护理用于重症中暑患者急救中的护理效果评价 [J]. 心理月刊，2019（13）：1.